무릎혁명

일러두기
이 책에 실린 사례 속 인물의 이름은 모두 가명입니다.

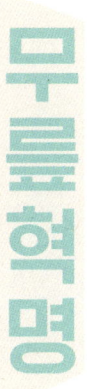

무릎혁명

관절염 명의
양혁재 원장이 전하는
**줄기세포치료의
모든 것**

양혁재 지음

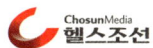

관절염 치료에 희망을 더하다

몇 년 전까지만 해도 저는 인공관절을 권하는 의사였습니다. 누구나 인공관절수술이 최선의 치료법이라고 말하던 때였지요. 하지만 이틀에 하루 꼴로 12시간씩 수술을 집도하면서도 "이게 과연 최선인가?"라는 의문을 지울 수 없었습니다.

사실 인공관절수술 결과가 환자의 기대에 미치지 못한다는 것은 잘 알려지지 않은 진실 중 하나입니다. 지속되는 통증과 짧은 수명, 반복되는 재수술 등 인공관절수술은 환자의 삶의 질을 위협하는 여러 단점이 있지요. 그럼에도 마땅한 대안이 없다보니 오랜 기간 최후의 관절염치료법으로 알려져 왔습니다. 오랫동안 의료계는 "관절염치료법으로 인공관절수술만을 제시하는 것은 환자를 고통 속에 방치하는 것과 같다"는 비난을 피할 수 없었습니다.

"양 선생, 모난 돌이 정 맞는다는 말 모릅니까? 굳이 앞서 나갈 필요 뭐 있습니까?"

제가 처음 줄기세포치료를 시도할 때 환자는 물론 의사를 설득하는 일도 쉽지 않았습니다. 대부분의 의사가 비록 더 나은 방법일지라도 환자가 낯설게 느끼는 새로운 치료법은 잘 권하지 않는 안일한 사고방식에 빠져 있습니다. 의사가 이런 태도를 고수하니 환자 역시 줄기세포라는 말에 의심부터 하는 경우가 부지기수입니다. 참을 수 없는 통증과 걷지 못하는 불편 속에서 생활하지만 난생 처음 듣는 줄기세포치료에 선뜻 나서기 쉽지 않지요. 아직 줄기세포치료에 대한 지식과 정보가 부족하다 보니 환자들이 이러한 태도를 취하는 것은 어찌보면 당연한 일일 수도 있습니다.

하지만 줄기세포치료는 허황된 꿈의 이야기가 아닙니다. 인체 내의 모든 세포로 변할 수 있는 줄기세포를 이용해 환자의 연골을 재생시키고, 이를 통해 통증은 덜고 관절염 완치에 한 걸음 더 다가서게 하는 희망의 치료법입니다. 그렇기에 환자의 눈높이에 맞춰 더 나은 줄기세포 치료법을 설명하고 환자와 치료방식에 대한 공감대를 형성하는 것이 치료의 가장 중요한 첫 걸음입니다.

지난 5년 동안 저는 절실함은 통한다는 사실을 직접 확인했습니다. 처음에 망설이고 미심쩍어하던 환자들도 차차 줄기세포치료를 이해하고 무릎연골을 재생시킬 수 있다는 사실을 믿어주었습니다. 덕분에 휠체어를 타고 병원을 찾은 환자가 당당히 걸어 진료실을 나가는 놀라운 일을 몇 년째 경험하고 있습니다.

의사는 환자에게 희망을 이야기하는 사람입니다. 환자와 모든 치료 과정을 함께 하는 동반자이기도 하지요. 고통과 불편에 홀로 싸우고 있는 환자에게 더 나은 희망을 제시하지 못하는 치료는 무의미합니다. 오랫동안 정복하지 못한 병으로 남았던 관절염이 이제 메드렉스병원 진료실에서 줄기세포치료를 통해 새로운 희망을 마주하고 있습니다. 이 책을 통해 관절염치료의 한계를 극복한 줄기세포치료법을 알리고 단 한 명의 환자라도 절망과 낙담에서 벗어날 수 있기를 소망합니다.

마지막으로 한국 의료계가 세계적인 경쟁 구도 속에서 경쟁력을 갖추고 이를 바탕으로 대한민국 성장 동력의 한 축으로 활약할 수 있기를 바랍니다. 이를 위해선 의료계 종사자 모두가 협심하여 세계가 인정하는 의료 서비스를 제공하고 끊임없는 혁신과 도전에 임해야 할 것입니다. 이러한 최선의 노력을 다할 때 대한민국이 세계 의료계를 선도하는 의료 강국으로 우뚝 설 수 있을 것입니다.

양혁재

contents

관절염 치료에 희망을 더하다 • 4
check — 나의 관절 상태를 알아봅시다 • 12

1 백세 건강의 주춧돌, 관절

무릎의 하루 운동량을 아시나요? • 16
젊다고 안심할 수 없습니다 • 24
plus page — 무릎에 생기는 주요 질환 • 32
위험에 빠진 직장인의 관절 • 36
관절도 정기검진이 필요할까? • 41
plus page — 관절 질환을 예방할 수 있는 기본 검사 • 50
오래 살수록 관절 건강은 필수! • 54
plus page — 관절 질환의 다양한 치료 방법 • 60

2 관절염을 둘러싼 오해와 진실

아프지 않으면 다 나은 걸까? · 68
나이가 들면 관절염은 당연한 일? · 76
치료 아닌 치료에 매달리는 현실 · 83
관절염은 불치병이다? · 88
plus page ― 퇴행성관절염의 증상과 치료법 · 94
'임플란트'만도 못한 '인공관절' · 96
당뇨 환자는 수술받을 수 없다? · 104
한 번 다친 관절은 되돌릴 수 없다? · 110

3 한계는 없다! 기적의 줄기세포치료

한계를 뛰어넘는 만능세포 · 116
불치병의 울타리를 뛰어넘다 · 121
관절 건강의 열쇠, 줄기세포 · 129
plus page ― 줄기세포 이전의 재생치료 · 134
나에게 맞는 치료법을 찾아라 · 137
진료실에서 만나는 관절염치료법 · 141
plus page ― 줄기세포치료, 이것이 궁금해요 · 150

줄기세포치료로 관절을 되찾은 사람들

10년 전 무릎으로 돌아갔어요 · 160
단 5%의 가능성이라도 믿습니다 · 165
무릎을 리모델링한 덕에 마음 편히 일할 수 있어요 · 171
운동으로 망가진 관절도 재생이 되네요 · 176
황혼육아도 이제 힘들지 않아요 · 180
뼈를 깎아내는 것보다야 백 배 낫지요 · 184
인공관절 대신 줄기세포를 선택하렵니다! · 189
나 같은 사람도 치료할 수 있다니, 기적입니다 · 194

소중한 관절 건강하게 지키는 평생 습관

소중한 관절을 망가뜨리고 있지는 않나요? · 200
관절 건강을 위해 지금 확인할 것! · 208
통증을 알아야 무릎을 고친다 · 217
무릎에 좋은 운동법은 따로 있다 · 222
운동과 근육이 관절을 만든다 · 228
백년 무릎 위한 운동과 스트레칭 ─ 통증이 없을 때 관절 운동 · 234
백년 무릎 위한 운동과 스트레칭 ─ 무릎 관절염 환자를 위한 관절 운동 · 243

수술하지 말고 재생하라

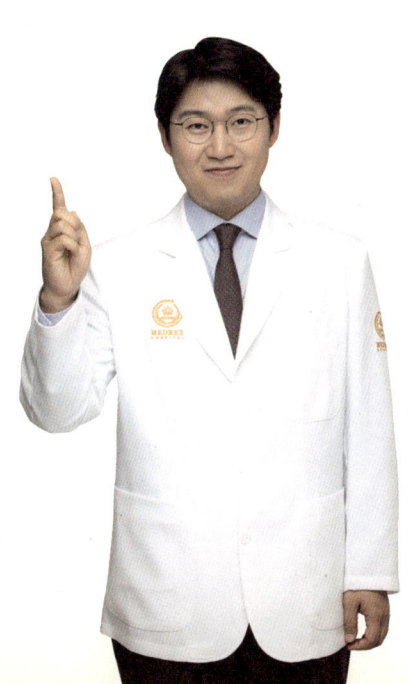

check

나의 관절 상태를 알아봅시다

☐ 계단을 오르거나 내려갈 때 통증을 느낀다.

☐ 무릎이 무겁고 뻣뻣한 느낌이 든다.

☐ 한 달에 한 번 이상 무릎관절이 아픈 경험이 있다.

☐ 걸을 때 무릎에 통증이 있고 뼈끼리 부딪히는 느낌이 든다.

☐ 일주일이 넘도록 무릎이 붓는 경우가 있다.

☐ 밤에 무릎이 아파 숙면을 취할 수 없다.

- ☐ 무릎을 완전히 구부리고 펴는 것이 안 된다.
- ☐ 앉았다가 일어날 때 갑자기 무릎 통증이 느껴진다.
- ☐ 책상다리를 할 때 무릎에서 통증이 느껴진다.
- ☐ 무릎을 움직일 때 무릎 주변에서 열감이 느껴진다.
- ☐ 무릎 통증으로 일상생활이 불편하다.
- ☐ 주기적으로 무릎이 뻣뻣하게 굳는 느낌이 든다.
- ☐ 쪼그려 앉기가 힘들다.
- ☐ 30분 이상 서 있으면 무릎 통증이 느껴진다.
- ☐ 무릎의 가운데 부분을 누르면 '뚝' 하는 소리가 난다.
- ☐ 무릎관절 안에 이물감이 느껴지고 손으로 만졌을 때 아픈 부위가 있다.
- ☐ 조금만 걸어도 무릎이 붓거나 뻑뻑하다.
- ☐ 발을 디딜 때 무릎에 통증이 느껴진다.
- ☐ 평소만큼 무릎에 힘이 들어가지 않는다.
- ☐ 무릎관절 주변으로 심한 압박감이 느껴진다.

* 위의 항목 중 5~10개 이상 해당되면 '초기 관절염'이 진행되고 있는 상태라 할 수 있습니다. 11개 항목 이상 해당된다면 이미 '중증 관절염' 상태라 할 수 있으므로 정형외과 전문의와 상담을 권합니다.

삶의 질에 대한 관심이 높아지면서 행복은 노후의 중요한 키워드가 되었습니다. 나의 관절 상태를 미리 확인하고 나이와 증상에 맞는 적절한 치료를 받는다면 더 나은 노후의 삶을 즐길 수 있을 것입니다. 백세시대, 행복하게 맞이하기 위한 '관절 관리'가 필요한 때입니다.

1

백세 건강의 주춧돌, 관절

무릎의
하루 운동량을 아시나요?

— 하루 3,000번 이상 접히고 펴지는 무릎

"무릎은 하루에 얼마나 많이 쓰일까요?"

대한민국 성인은 하루 동안 보통 2,000~3,000보를 걷는다고 합니다. 앉아서 생활하는 온돌문화로 인해 앉았다 일어나는 횟수를 더하면 하루 3,000번 이상 무릎을 사용하지요. 무릎의 하루 운동량을 숫자로 따져보면 우리 예상보다 많다는 것을 알 수 있습니다.

하지만 많이 사용되는 것에 비해 그 중요성에 대해선 별로 생각하지 않는 편입니다. 과연 무릎은 우리 몸에서 어떤 역할을 할까요?

무릎은 200개가 넘는 인체 관절의 기본 축이자 체중을 지탱하는 역할을 합니다. 무릎이 튼튼하지 못하면 다리를 펴거나 걷고 달리는 등의 동작을 자유자재로 할 수 없습니다. 무릎은 평소 자주 사용하는 관절이기 때문에 부상의 위험 역시 높습니다. 어깨나 고관절, 발목에 비해 손상이 쉬운 데다 한 번 손상을 입으면 생활의 불편함도 상당히 큽니다.

무릎 건강을 지키려면 먼저 무릎관절(슬관절)의 구조를 이해할 필요가 있습니다. 무릎관절은 허벅지뼈(대퇴골)와 종아리뼈(경골), 무릎뼈(슬개골)와 연관되어 있고 허벅지와 종아리의 큰 뼈를 이어주는 역할을 하기 때문에 우리 몸에서 가장 큰 관절로 꼽힙니다. 무릎을 제대로 사용하기 위해서는 뼈와 허벅지 근육, 인대 이렇게 세 가지 주변 조직의 협업도 매우 중요하지요. 특히 허벅지 근육은 무릎관절을 지탱하는 중요한 조직이어서 그 근육이 약해지면 무릎관절에 힘이 많이 실려 손상되기 쉽습니다. 이처럼 어느 한 곳이라도 문제가 생기면 무릎을 자유롭게 사용할 수 없습니다.

무릎관절을 이루는 주요 구성물에는 연골과 연골판, 활액낭과 점액낭, 활액 등이 있습니다. 무릎관절은 질긴 주머니 형태인 활액낭에 감싸여 있습니다. 안에는 기름처럼 미끌미끌한 활액이 담겨 있지요. 근육과 근육, 뼈와 근육 사이에서 근육의 움직임을 돕는 점액낭과 마찬가지로 활액낭은 관절이 자유롭게 움직일 수 있도록 돕습니다. 무릎연골은 허벅지뼈와 종아리뼈 끝을 감싸고 있는 매끄러운 막으로 두께가 3~4mm 됩니다. 건강한 연골은 하얗고 매끈하지만 손상을 입으면 표면이 울퉁불퉁해지고 부서진 연골 조각이 활액을 떠다니며 관절의 움직임을 방해하고 통증을 유발합니다.

무릎연골 사이에는 반월상연골판이라는 초승달 모양의 연골판이 있습니다. 반월상연골판 위쪽의 허벅지 뼈는 올록볼록한 모양이지만 아래쪽 종아리뼈는 평평하지요. 이렇게 모양이 상이한 두 뼈 사이에 발생하는 빈 공간을 반월상연골판이 채워주는 역할을 합니다. 연골판의 재질은 탄성 좋은 실리콘 같아서 무릎에 가해지는 충격을 흡수해 일상생활은 물론 걷거나 뛸 때 관절을 보호할 수 있습니다. 반월상연골판은 십자인대를 기준으로 내측과 외측으로 나뉘는데 모양이 다른 2개가 한 쌍을 이룹니다.

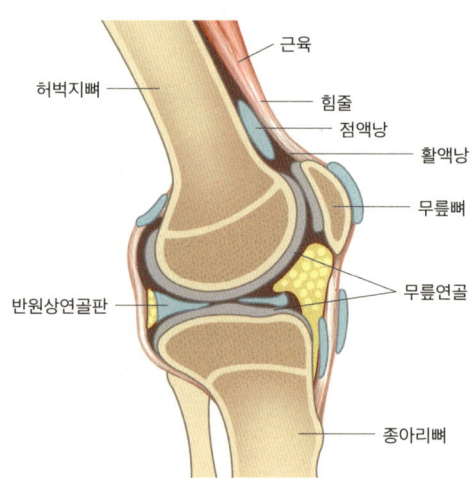

무릎관절의 구조

무릎관절의 인대는 허벅지뼈와 종아리뼈를 연결하는 강하고 질긴 조직으로 밧줄과 비슷한 형태입니다. 전방십자인대, 후방십자인대, 외측과 내측의 측부인대 이렇게 총 4개의 인대가 자리를 잡고 있어야 무릎이 흔들리거나 불안하지 않습니다. 전방십자인대는 활액낭 안쪽에 열십자 모양(+)으로 위치하며 종아리뼈의 앞쪽 이동을 막아줍니다. 반대로 후방십자인대는 종아리뼈의 뒤쪽 이동을 막아주지요. 2개의 십자인대는 무릎이 앞뒤로 흔들리지 않게 하면서 허벅지뼈와 종아리뼈를 다시 한 번 든든하게 잡아줍니다. 측부인대는 무릎이 바깥이나 안쪽으로 꺾이는 것을 막아줍니다. 대체로 전방십자인대가 파열되어 인대가 손상되는 경우가 많습니다.

무릎연골 및 인대

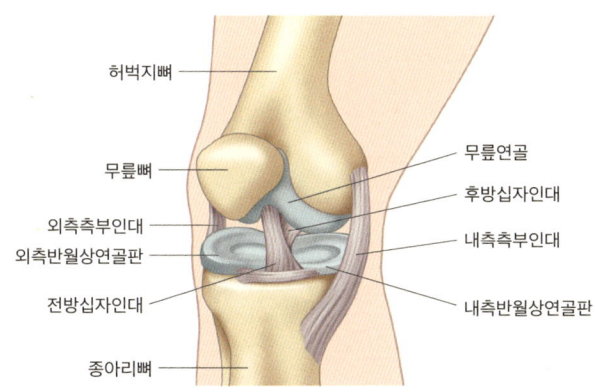

관절염 하나가 삶의 의욕마저 꺾는다면

2016년 한 해 동안 무릎 질환을 앓다 병원을 찾은 환자는 무려 270만 명이나 됩니다. 이는 국제 기준으로 따졌을 때에도 상당히 높은 편이지요. 특히 무릎 질환은 서양보다 아시아 국가에서 많이 나타납니다. 미국은 전체 인구의 3~5%만이 무릎 질환을 경험하지만 한국과 일본은 전체 인구의 10%가 넘는 이들이 무릎 질환으로 고생하고 있습니다.

"얼마 전까지 어깨가 말썽이더니 이제 무릎이 그러네요. 어깨가 아플 때는 그래도 동네 산책이라도 다녔는데 무릎에 탈이 나니까 어디 나가지도 못하고, 내가 우울증에 걸릴 지경이라니까요."

진료실을 찾는 어르신들이 흔히 하는 하소연입니다. 몸에 탈이 나면 아프고 불편해지는 것이 당연하지만 무릎 질환은 심리적인 부담까지 더해집니다. 일상생활을 하지 못하고 사람을 만나지 못하는 데서 느끼는 무력감입니다.

저는 흔히 관절염 환자를 낙상하여 고관절이 부러진 환자에 비유하곤 합니다. 낙상을 경험한 환자는 고관절 골절이 생겨도 이를 단순 통증으로 착각해 치료를 미루거나 참으려고만 하지요. 그렇게 누워서 참고 지내다 보면 혈압, 당뇨 등 만성 내과 질환이 심각해지고 욕창, 폐렴, 패혈증 등 2차 합병증까지 생깁니다. 엎친 데 덮친 격으로 환자는 오랜 침상 생활로 삶의 의욕마저 잃어갑니다. 때문에 고관절이 부러진 낙상은 단순한 골절과 비교했을 때 사망률이 25%에 달할 정도로 높습니다.

제가 진료실에서 만난 무릎 질환이 있는 한 환자 분도 이와 비슷한 고통을 경험했습니다.

"처음에야 무릎 아프다고 누워 있으면 물이라도 떠다 주지요. 며칠 지나봐요. 식구 누구 하나 좋아하는 사람이 없어요. 내가 이런 대접을 받아야 하나 생각하니 서럽고 눈물이 나더라고요."

처음에는 계단을 오르는 게 힘들더니 며칠 지나자 걷는 것도 어려워집니다. 나중엔 무릎이 퉁퉁 부어서 움직일 수가 없었지요. 환자는 '이러다간 인간 구실도 못 하고 살겠다'는 마음에 구급차라도 불러 병원에 가야겠다고 마음먹었다고 합니다.

급성질환으로 무릎을 사용하지 못하게 된 경우 당혹감은 훨씬 큽니다. 하루아침에 병상에 누운 중증 환자가 되어 누군가의 도움이 없이는 아무 것도 할 수 없는 상황에 답답하기만 합니다. 환자는 주변 사람을 귀찮게 하지 않기 위해 많은 것을 포기해야 하지요. 하고 싶은 일을 맘대로 못 하니 삶의 의욕이 떨어지고 사는 재미도 사라집니다. 그 결과 심각한 우울증에 빠지는 관절염 환자들이 발생하는 것입니다. 때문에 무릎의 통증을 느끼기 시작했다면 치료를 미루거나 안일하게 대처하지 말고 제때 확실한 조치를 취하는 것이 바람직합니다.

죽을 때까지 '내 것'을 쓰자

관절은 혈액이 통하지 않는 조직입니다. 윤활액을 통해 아주 소량의 영양분을 공급받지요. 혈관을 통해 영양분과 치료 물질을 받아들이지 못하다 보니 상처가 생겨도 빨리 아물지 못하고 빠르게 악화되는 특징도 있습니다.

특히 연골과 연골판은 상태가 심각해지기 전까지는 특별한 증상을 느끼지 못하는 부위입니다. 이곳에는 신경이 없어서 피부나 다른 장기처럼 통증을 통해 이상 신호를 내보낼 수도 없기 때문입니다. 그렇기에 관절이 아파서 병원을 찾을 때에는 보통 연골이 다 닳아버린 상태로 오는 경우가 많습니다. 이 정도가 되면 활액낭 안의 윤활액도 줄고 염증 물질로 오염된 상태일 확률이 높습니다.

그럼에도 환자들은 무릎 통증을 심각하게 받아들이지 않습니다. 목이나 허리가 아프면 예민하게 반응하는 사람도 무릎 통증은 '걸을 수만 있으면 된다'는 생각으로 참고 생활합니다. 그래서 중증이 돼서야 병원을 찾는 경우가 많습니다.

하지만 관절 건강은 노년의 행복에 관여하는 첫 번째 요건으로 꼽힙니다. 평균수명 82세, 그리고 100세 시대를 앞두고 있는 고령화 사회에서 관절이 무너지면 인생마저 무너질 수 있다고 감히 생각합니다.

사실 관절연골은 그 무게나 부피가 인체에서 차지하는 비율이

0.1%로, 머리카락보다도 적습니다. 하지만 관절이 제대로 작동하지 않으면 아무리 건장한 성인이라 해도 힘을 쓰지 못하고 혼자 힘으로 살아갈 수 없습니다.

관절은 태어날 때 모양 그대로 죽을 때까지 유지하는 것이 최선입니다. 자기 관절이 제 모양을 지키고 있으면 별문제 없이 100세까지도 살 수 있습니다. 이를 위해서는 평소 관절을 관리하는 법, 질병에 걸렸을 때 초기에 대처하는 법, 회복을 도울 수 있는 법을 알고 실천해야 합니다.

젊다고
안심할 수 없습니다

갈수록 젊어지는 관절염

얼마 전까지만 해도 관절염 환자의 대부분은 60대 이상의 노인이었습니다. 관절염은 '30대에 서서히 증상이 나타나 40~50대를 지나고 60대의 어느 날 갑자기 통증이 심해져 진단을 받는다'는 뚜렷한 병의 양상이 있다 여겨질 정도였지요.

그런데 최근 퇴행성관절염에 대한 고정관념이 조금씩 흔들리고 있습니다. 국민건강보험공단이 발표한 〈2012~2014 주요수술통계연보〉에 따르면 퇴행성관절염 환자 350만 명 중 약 20%가 40~50대인 것으로 나타났습니다. 60대가 차지하는 비중이 26%로 가장 높았지만 40대 이하 환자수도 10%를 차지했습니다. 사회생활을 왕성하게 하는 비교적 젊은 나이의 퇴행성관절염 환자가 증가하고 있는 모양새이지요. 더욱 심각한 것은 10~30대 젊은 퇴행성관절염 환자도 매년 평균 0.8~1.6%씩 꾸준히 증가하고 있다는 것입니다. 달라진 생활패턴이 관절염의 발병 나이를 낮추고 있습니다.

"10대 때부터 스키를 즐겨 탔거든요. 아마추어 대회에서 상도 여러 번 탔어요. 유연성이나 근력은 정말 자신 있어요. 그런데 지난 겨울부턴가 무릎이 아프기 시작하더라고요. 이제 겨우 서른셋인데 관절염이라니, 하늘이 노래지는 기분입니다."

젊은 나이에 관절염이 시작된 환자 중에는 운동 마니아가 많습니다. 웰빙과 레저문화가 확산되면서 스포츠 활동을 즐기는 젊은 층이 늘어나고 그러면서 관절 부상에 쉽게 노출되는 것이지요. 부상을 당한 후에도 젊다는 핑계로 치료에 소홀하고 그대로 방치해둬 결국 젊은이들의 관절염이 증가하는 것입니다.

허벅지뼈와 종아리뼈 끝을 감싸고 있는 무릎연골의 두께는 3mm 안팎으로 생각보다 얇습니다. 1cm 정도 되는 허리디스크와 비교해보아도 그 절반도 되지 않는 두께이지요. 때문에 연골은 한 번 닳기 시작하면 절반만 남기까지 그리 오랜 시간이 걸리지 않습니다. 연골이 절반 정도 없어지면 뼈가 드러나기 시작하고 그때서야 통증이 시작됩니다. 혈관이 흐르지 않아 스스로 재생하지 못하는 연골의 특성상, 증상이 나타나면 이미 연골이 매우 안 좋은 상태라고 할 수 있습니다.

과도한 운동으로 관절염이 시작된 경우 활동을 쉬면 통증이 줄기도 해 완치되었다고 착각하기 쉽습니다. 하지만 통증이 사라졌다고 해서 결코 관절염 진행이 멈추거나 병 자체가 사라진 것이 아닙니다. 비교적 경미하더라도 제때 치료하지 않은 손상은 관절에 치명적일 수 있습니다.

무릎에 좋은 운동, 무릎에 나쁜 운동

40~50대는 자신이 여전히 젊은 시절 체력이라 생각하고 무리하다 부상을 입는 경우가 많습니다. 등산 중 넘어지거나 운동 중 과격하게 움직이다 뼈가 부러지는 것도 이런 경우이지요. 이러한 골절을 제대로 관리하지 못해 관절염으로 발전하는 것도 흔한 일입니다.

우리 몸은 별다른 치료 없이 부러진 부위를 제대로 맞춰놓기만 하면 원래대로 붙는 성질이 있습니다. 특히 뼈는 매우 잘 붙는 조직 중 하나이지요. 그런데 관절면(뼈의 끝이 연골로 매끈하게 덮여 있는 부분)을 침범한 골절은 치료가 무척 까다롭습니다. 떨어져 나간 조직을 다시 연결하는 것이 쉽지 않기 때문입니다. 다행히 골절면이 잘 붙었다고 해도 느슨해진 인대와 골절에 의한 홈집으로 관절염이 발생하는 등 2차 증상이 나타날 수 있습니다.

게다가 관절면은 매끈한 유리와 비슷합니다. 부드럽고 연결선이 없지요. 그런데 관절면을 포함한 골절이 일어나면 이 매끈한 유리면에 흠집이 생겨버립니다. 깨진 유리 조각을 아무리 잘 이어붙여도 절대로 원상태로 돌아가지 않듯이 관절면 역시 마찬가지입니다. 흠집이 생긴 관절면이 관절염에 취약해지는 이유도 여기 있습니다. 마치 지진이 일어났던 단층과 같은 상태가 되는 것입니다. 뼈가 다시 붙는다 해도 관절면은 이전의 상태로 돌아오지 못하고 손으로 만지면 느껴질 정도의 오돌토돌한 부분이 생겨버립니다. 사소한 실금 같은 자국이야 큰일이 아니라고 생각할 수 있지만 무릎연골은 하루에도 몇 천 번이나 위아래가 서로 부딪치는 조직입니다. 어긋한 면에 자꾸만 충격이 가해지면 정상일 때보다 연골이 떨어져 나가기가 훨씬 쉽습니다. 결국 연골판이나 연골 손상이 가속화되고 관절염이 쉽게 발병할 수 있습니다.

나이가 들면 등산, 축구, 마라톤 등 무리한 취미생활이나 운동으로 관절에 손상이 생길 수 있으므로 반드시 주의가 필요합니다. 그렇다고 모든 운동을 멈출 수는 없겠지요. 가벼운 운동이라면 괜찮습니다. 가벼운 걷기나 수영 등 무릎에 무리가 가지 않으면서 무릎을 튼튼하게 만들어주는 운동은 얼마든지 있습니다. 5장에서는 평소에 할 수 있는 무릎 운동법을 소개하겠습니다.

다이어트가 무릎에 끼치는 영향

"이번에는 제대로 성공했다 싶었어요. 매번 요요 때문에 10년 동안이나 다이어트를 했거든요. 그러다 정말 독하게 약을 먹고 뺀 거예요. 그런데 얼마 전부터 무릎이 안 좋아진 것 같아요. 가끔 쑤시고 아픈데, 다이어트와 상관이 있을까요?"

일반적으로 젊은 나이일 때 무릎관절과 연골은 튼튼합니다. 특별한 외상을 입었거나, 과격한 운동을 즐긴 경우가 아니라면 관절이 건강한 것이 자연스럽습니다. 그런데 요즘 젊은 여성 중에는 별 이유 없이 무릎관절이 안 좋은 경우가 종종 있습니다. 바로 무리한 다이어트 때문입니다.

몸의 다른 조직과 달리 연골은 혈관을 통해 영양소를 공급받지 않습니다. 스펀지에 물이 스며들 듯 윤활액을 통해 아주 조금씩 영양분을 흡수하지요. 때문에 과한 다이어트로 영양 상태가 좋지 않으면 다른 어느 조직보다 큰 영향을 받습니다. 게다가 다이어트로 체중 조절을 하면 지방보다 근육이 먼저 빠져나갑니다. 허벅지 근육이 빠지면 무릎이 더 많은 체중 부담을 지고, 연골과 연골판이 더 많은 일을 해야 합니다. 영양 공급이 원활하지 않은 상황에서 무리한 충격이 가해지면 관절은 쉽게 손상되고 염증을 일으킵니다. 게다가 골다공증과 같은 2차 질환이 나타나는 것도 문제입니다. 다이어트를 할 때 우리는 종종 비타민, 무기질 등 꼭 필요한 영양소마저

섭취량을 줄입니다. 몸속에 칼슘과 철분이 부족하면 뼈가 약해지는 골다공증이 찾아옵니다.

물론 과체중 역시 무릎관절과 발목관절에 부담을 주기 때문에 관절염을 초래할 수 있습니다. 하지만 무리한 다이어트는 득보다 실이 많습니다. 무릎을 움직이는 뼈, 허벅지 근육, 관절 모두에 악영향을 끼치기 때문에 더 빨리 퇴행성관절염을 부릅니다.

무릎 질환은 관절염을 알리는 신호

사소한 무릎 질환을 그대로 방치하면 관절염으로 진행될 수 있습니다. 모든 무릎 질환은 관절염의 선행 단계입니다. 지금부터 관절염 진행을 알리는 다양한 무릎 질환에 대해서 알아보겠습니다.

전방십자인대 파열은 외상에 의해 쉽게 일어납니다. 제때 치료하면 큰 문제가 되지 않지만 치료를 미루면 병이 악화되거나 다른 곳에도 문제가 나타날 수 있습니다. 결국 관절염으로 진행되기도 하고요. 내시경을 통해 본 건강한 연골판은 하얗고 탱탱합니다. 외상이 있어도 연골판 자체가 건강하기 때문에 찢어진 부분을 쉽게 봉합할 수 있고 회복도 가능하지요. 하지만 이를 방치하면 조직의 노화가 진행되면서 연골판 자체의 변성이 시작됩니다.

반월상연골판 파열은 50세 이상 인구의 1/3 이상이 앓고 있을 정도로 흔한 질환입니다. 학계에서는 연골판 손상이 노화와 관련이 깊다고 추측하고 있을 정도이지요. 일단 연골판 손상이 시작되면, 파열된 연골판으로 인해 무릎 내 환경이 나빠지고 안 좋은 환경이 다시 연골판의 파열을 부추기는 악순환이 시작됩니다. 조기 치료가 이뤄지면 일상에 크게 지장이 없지만, 제때 치료하지 않으면 관절 조직이 사라짐으로써 퇴행성관절염이 진행됩니다. 따라서 시리고 쑤시는 증상이 나타나는 초기에 치료가 필요합니다. 악순환이 반복될수록 관절염의 속도는 빨라집니다.

전방십자인대 파열도 마찬가지입니다. 전방십자인대는 무릎관절 안에 위치한 4개의 인대 중 하나로 격렬한 운동이나 외부 충격에 의해 손상되는 경우가 많습니다. 이 손상을 제때 치료하지 않으면 반월상연골판에도 손상이 시작됩니다. 이 역시 적절한 치료가 이루어지지 않으면 퇴행성관절염으로 발전합니다.

관절염 증상이 나타나는 것은 시간문제입니다. 무릎에서 무엇인가 찢어지는 듯한 느낌이 들거나 소리가 날 때는 이를 절대로 무시해서는 안 됩니다. 무릎이 심하게 붓고 걷는 것이 불안정하며 불쾌한 느낌이 든다면 이는 염증이 시작돼 무릎 내 어느 조직이든 제 역할을 하지 못한다는 뜻입니다. 무릎 내 어느 조직이든 손상이 시작되면 연골도 과도한 힘을 견뎌야 합니다. 관절염을 예방하는 가장 확실한 길은 적절한 시기의 올바른 치료입니다.

젊다는 자만은 금물

흔히 말하는 관절의 노화는 보통 40대부터 시작됩니다. 근육량이 급격히 빠지는 시기가 바로 이때이기 때문이지요. 여성의 경우 폐경이 되면 호르몬 변화로 근육량이 줄어 관절염의 발병률이 급격하게 높아집니다. 40대부터 본격적인 관리가 필요한 이유입니다.

젊은 나이에 발병하는 관절염은 불편함을 느껴도 대수롭지 않게 여기거나 바쁜 일상으로 방치했다가 병을 키우는 경우가 많습니다. 관절염은 특성상 초기에 치료하지 않으면 시간이 지날수록 통증이 더욱 심해지고 관절의 변형까지 찾아와 걷고 움직이는 것이 점점 힘들어집니다. 무릎에서 나타나는 이상 증상은 아무리 사소하다 할지라도 방치해서는 안 됩니다. 사소한 손상에 의해서도 젊은 나이에 관절염이 진행될 수 있다는 생각으로 반드시 점검하고 치료해야 합니다. 물리적인 손상과 염증의 공격을 멈추지 않으면 퇴행성관절염까지 직행하는 고속도로가 뚫리고 맙니다.

물론 현대인은 무리한 관절 노동을 하지 않기 때문에 관절염이 심각한 단계까지 진행되는 경우가 흔치 않습니다. 하지만 젊었을 때 시작된 관절염으로 인생의 절반을 통증과 불편 속에서 살아야 할 수도 있습니다. '아직은 젊으니까, 내 무릎은 건강하다'는 자만을 내려놓고 젊을 때라도 통증이나 이상 징후가 나타난다면 질환 여부를 알아보고 적절한 치료를 받는 것이 최선입니다.

plus page

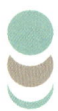

무릎에 생기는
주요 질환

우리 몸 속 관절의 특징은 '운동 범위가 크다'는 것입니다. 앞뒤좌우 모든 방향으로 움직이기 때문에 운동성이 좋은 반면 안정성은 떨어집니다. 게다가 수시로 사용하는 조직인 만큼 퇴행성 질환도 쉽게 찾아오지요. 무릎관절은 특히 외상과 퇴행성 질환에 취약합니다. 대표적인 무릎관절 질환을 소개합니다.

○ 외상

외상은 젊은 환자에게서 나타나는 대표적인 질환입니다. 운동 후 심한 통증이 생겼다면 외상에 의한 관절염을 의심해 볼 수 있습니다. 외상으로 인해 무릎을 싸고 있는 활액낭에 염증이 생기면 정상 조직이 6mm까지 굵어집니다. 심한 통증과 함께 염증 세포가 분비하는 효소로 인해 관절이 손상됩니다.

○ 감염

세균은 신체 어느 곳이나 침범할 수 있습니다. 뼈 사이 활액이 차 있는 활액낭이 세균에 감염되면 통증이 생깁니다. 세균 감염에 의한 관절염은 응급치료가 필요하고 빠르게 치료를 시행한다면 항생제 주사를 맞는 것으로 충분합니다. 하지만 시기를 놓치면 여러 차례 수술을 통해 염증이 없어질 때까지 세척술을 시행해야 합니다.

○ 통풍

바람만 불어도 아프다고 할 정도로 통증이 심한 질환이 통풍입니다. 요산나트륨이 관절과 주위에 쌓이면 심한 통증이 찾아오고, 심해지면 요산이 쌓인 연골이 떨어져 나가는 관절염이 진행됩니다. 중요한 것은 일단 통풍이 진행되기 시작하면 좋아질 수가 없고 점점 악화되기만 한다는 점입니다. 따라서 적절하고 올바른 초기 치료를 하는 것이 매우 중요합니다.

◯ 류머티즘관절염

관절에 나타나는 자가면역 이상에 의한 대표적인 질환인 류머티즘관절염입니다. 자신의 정상 조직을 외부 침입자로 판단해 항체를 만들고 그 항체가 정상 조직을 공격하고 파괴합니다. 초기에 퇴행성관절염과 구분해서 적절한 치료를 받는 것이 중요합니다.

◯ 반월상연골판 손상

운동선수에게 흔히 나타나는 반월상연골판 손상은 무릎이 뒤틀리거나 전후좌우로 심하게 꺾여 반월상연골이 찢어지는 질환입니다. 반월상연골은 무릎관절 사이에서 충격을 완화시켜주는 일을 하는데 안쪽 연골이 바깥쪽 연골보다 쉽게 손상되는 특징이 있습니다. 안쪽 연골에는 근육이 없고 가장자리의 일부가 인대에 붙어 있어 이동에 제한이 있다 보니 쉽게 손상을 입는 편입니다.

◯ 십자인대 손상

축구, 스키, 농구, 배구 등의 운동을 하다가 자주 발생하는 것이 십자인대 손상입니다. 보통 허벅지뼈와 종아리뼈가 다른 방향으로 움직이거나 무릎관절이 과도하게 늘어나는 경우 손상을 입는데 점프 뒤 착지 동작, 달리다가 갑자기 멈추거나 방향을 바꿀 때 발생하는 심한 충돌로 손상을 입습니다. 십자인대가 손상되면 걸을 수 없고 관절 내 출혈로 2~3시간 후에 붓습니다. 인대 파열을 오래 방치하다 보면 특히 계단을 내려갈 때 힘이 들어가지 않고 다리가 따로 논다는 느낌이 듭니다.

○ 연골연화증

연골연화증은 연골이 말랑말랑해지다가 연해지는 병입니다. 무릎 앞쪽에 충격을 받아 부러지거나 부분 탈구가 일어나서 생기기도 하지만 별다른 사고나 병력이 없어도 생깁니다. 오랜 기간 무릎을 쓰지 않는 경우에도 찾아올 수 있습니다. 보통 남성보다는 다이어트를 심하게 하거나 운동이 부족한 젊은 여성에게서 많이 나타납니다.

위험에 빠진
직장인의 관절

— 갈수록 늘어나는 직장인 관절염

우리나라 성인 중 관절염을 갖고 있는 환자의 비율은 13.3%입니다. 거기에 류머티즘관절염 환자 비율인 2.5%를 더하면 약 15%로, 성인 7명 중 1명이 관절염을 앓고 있는 셈입니다. 이러한 성인 관절염 환자들의 통증 부위는 어깨와 무릎에 집중되어 있습니다. 사실 불과 얼마 전까지만 해도 '현장 근로자와 사무직 근로자의 통증 부위가 다르다'는 통계 분석이 많았습니다. 현장 근로자나 직업 운전자는 어깨와 무릎 통증이 심하고, 사무직 종사자는 허리나 손목 통증이 심하다는 내용이었습니다. 하지만 최근에는 현장과 사무실을 가리지 않고 어깨와 무릎 통증을 호소하는 직장인이 늘어나고 있습니다.

"시간이 없어요. 한창 왕성하게 일할 시기 아닙니까? 사무실에서 서류 작업을 하다 보면 두세 시간은 후딱 가죠. 점심시간도 구내식당을 많이 이용해요. 그러다 퇴근해서 집에 가면 또 다람쥐 쳇바퀴 같은 생활이에요. 그러니 사실 어디 성한 곳이 있겠습니까?"

진료실에서 흔히 들을 수 있는 직장인들의 이야기입니다. 대부분 직장인 드라마에서나 볼 법한 삶을 살아가고 있는 것이지요. 전체적으로 몸이 많이 경직돼 있고 관절이 굳어 있으니 운동을 해보는 게 어떻겠느냐고 권하면 환자들은 절레절레 고개를 젓습니다. 40대가 지나가기도 전에 관절염이 시작될 수밖에 없는 삶입니다.

왜 직장인 관절염 환자가 늘고 있을까?

유발 하라리의 책 《사피엔스》에서는 "인간 질병은 생활의 변화 때문"이라고 지적합니다. 생활 방식의 변화가 너무 빠르게 진행돼 그에 잘 적응하지 못한 인간이 결국 병에 걸린다는 것이지요. 1999년 출판된 《인간은 왜 병에 걸리는가》에도 비슷한 내용이 나옵니다.

"시간만 충분하다면 아마도 우리 몸은 거의 모든 조건에 적응할 수 있을 것이다. 하지만 문명의 역사가 1만 년 정도밖에 되지 않았기 때문에 우리는 고통을 겪고 있다."

과거와는 달라진 새로운 환경에 노출되면서 질병이 생겨났다는 주장을 그대로 관절염에 대입하면 왜 직장인 관절염 환자가 늘고 있는지에 대한 답을 찾을 수 있습니다.

인류가 최초로 등장했을 때 인간은 주로 걷고 뛰고 사냥하며 돌아다녔습니다. 사냥을 할 때에는 체력을 소진하지만 한번 사냥감을 구하고 나면 충분한 휴식과 여유로운 생활을 즐길 수 있었습니다. 이 시기 인간의 몸은 근골격계 질환으로부터 자유로울 수 있었지요. 그런데 농경문화가 시작되면서 상황은 완전히 변했습니다. 인간은 장시간 동일한 자세로 노동해야 하는 가혹한 생활환경 속에서 엄청난 양의 노동에 시달리게 됐습니다. 뼈와 근육은 쉽게 닳았고 누구나 노년기에는 관절염을 앓게 됐습니다.

다행히 산업화가 시작되고 노동시장이 안정되면서 노동의 강도는 점차 줄어들었습니다. 새벽부터 밤늦게까지 일을 하던 노동 시간도 합의를 통해 하루 8시간으로 줄여갔지요. 덕분에 심한 노동에 의해 몸이 상하는 경우나 극심한 관절염으로 고통받는 환자의 수도 점차 줄어드는 현상을 보였습니다. 그런데 이상하게도 가벼운 관절염을 앓는 환자의 수가 꾸준히 증가하는 모순적인 상황을 맞닥뜨리게 되었습니다.

사무실은 관절 건강의 적

사무실은 직장인의 주요 생활공간입니다. 직장인은 하루 대부분의 시간을 사무실에서 보냅니다. 이렇게 한 공간에서 갇혀 지내는 생활은 관절에 매우 안 좋습니다. 직장생활을 하다 보면 몸을 움직이는 활동 시간이 절대적으로 부족합니다. 특히 의자에 하루 8시간 이상 구부정한 자세로 앉아 있다 보면 뼈와 근육은 점차 힘을 잃어갑니다. 거기다 스트레스로 긴장된 근육들은 쉽게 피로를 느끼지요. 사무실 안에서 근육과 관절 건강이 빠르게 나빠지고 있는 것입니다.

기본적으로 인간의 몸은 쓰임이 없는 조직은 퇴화하도록 만들어졌습니다. 움직임이 없으면 근육은 금세 지방으로 바뀌어버립니다. 몸 전체가 물컹한 스펀지처럼 변하고 맙니다. 몸 안에 있는 관절도 생기를 잃습니다.

사실 요즘 젊은 사람들의 관절은 1960~1970년대 중노동을 하던 분들보다는 낫습니다. 젊었을 때 몸을 혹사하면 심각한 관절염으로 노후가 매우 힘들어지는 것도 사실이지요. 하지만 몸을 너무 사용하지 않는 것도 관절에 좋지 않습니다. 현대사회에서 적응해 살고 있는 직장인이라면 불편이 오래 지속되다가 어느 날 갑자기 관절염 환자가 되기 십상입니다.

관절, 움직여야 건강하다

인간이 사무실 생활을 한 지는 200년도 채 되지 않습니다. 반면 인간의 몸은 들판을 뛰어다니고 충분한 휴식과 여유에 적합하게 만들어졌습니다. 현대인의 생활환경은 인간의 신체에 적합하지 않다고 할 수 있습니다. 연골 역시 비슷합니다. 연골이 피가 통하지 않고 신경이 없는 조직이라고 해서 죽어 있는 조직은 아닙니다. 연골은 '활액에서 삼투압의 원리'를 이용해 영양분을 흡수합니다. 때문에 걷기와 같은 가벼운 충격을 주지 않으면 압력 변화를 유도할 수 없어 충분한 영양을 공급받을 수 없습니다. 가만히 앉아만 있으면 충분한 영양 공급이 이루어지지 않고 쓰임새가 줄어 그 기능이 약해질 수밖에 없습니다.

한번은 동료 의사들과 만나 관절염을 줄이는 방법에 대한 이야기를 나눈 적이 있습니다. 한 친구가 우스갯소리로 "사무실이 아니라 운동을 해서 돈을 벌 수 있으면 관절염 환자가 줄어들 것"이라 했습니다. 씁쓸하지만 공감이 가는 이야기였습니다. 다들 돈을 벌기 위해 사무실에 갇혀 최대 12~16시간을 보내다 보니 관절에 필요한 운동을 할 여유가 없는 것이 사실입니다. 직장에 매여 있는 사람일수록 관절에 좋은 생활 방식을 알고 행하는 노력이 필요합니다.

관절도
정기검진이 필요할까?

자만이 큰 병을 낳는다

"나는 이날 이때껏 병원 근처에는 와본 적도 없어. 아주 건강하다고."

대기실이 떠나가라 큰소리를 치던 어르신이 아드님 내외와 함께 진료실로 들어왔습니다.

"계단 내려오시는 것도 시원찮고, 자다가도 끙끙 앓으세요."

머리가 제법 희끗한 아드님이 어르신의 증상을 자세히 설명했습니다. 환자의 이야기를 듣고 몇 가지 검사를 마친 후에 중증 관절염이라는 진단을 내렸습니다. 조금만 늦었어도 인공관절수술을 해야 했을 텐데 다행히 관절재생이 가능한 줄기세포 치료를 적용할 수 있다는 설명을 하자 아드님의 '아버지 타박'이 시작됐습니다.

"나이 드시면서 고집만 느셔서…. 미리 왔으면 병 키우지 않고 좋았잖아요, 아버지."

큰소리를 치던 어르신은 금세 풀이 죽어 먼 곳만 바라보았습니다. 이들을 보고 있으니 10년이 넘는 시간 동안 진료실을 지키며 확인한 '병의 법칙' 하나가 떠올랐습니다. '건강에 자신하는 사람일수록 큰 병에 걸려 병원에 온다'. 이는 절대적 진리입니다.

우리나라는 세계에 내놓아도 손색없는 의료 선진국입니다. 의료보험 적용률이 높아 소득에 관계없이 병원 이용이 자유롭습니다. 정부에서 주관하는 정기검진도 활발히 진행돼 조기에 병을 발견하고 치료하는 일 또한 훨씬 쉬워졌습니다. 병원에 가지 않는 것을 자랑으로 여기던 시대는 지났습니다. 초기에 병을 진단하고 치료하는 것이 현명한 방법입니다.

왜 연골에는 피가 통하지 않을까?

"왜 연골에는 피가 통하지 않을까요?"

무릎연골은 피가 통하지 않는 데다 감각세포도 분포하지 않아 통증을 느끼지 못하고 자연 치유가 어렵습니다. 때문에 환자가 자신의 무릎 상태를 알아차리기 전에 병이 상당히 진행되는 경우가 많지요. 환자 입장에서는 관절에도 피가 통한다면 회복도 쉽고 관절염의 발병 여부도 빨리 알아챌 수 있을 것이라 생각할 수 있습니다. 하지만 정형외과 의사 입장에서는 관절이 무혈성 조직인 이유를 조금은 이해할 수 있습니다.

피부는 피가 잘 통하는 대표적인 장기입니다. 몸의 바깥 부분을 감싸고 있기 때문에 상처가 잘 생기고 통증도 쉽게 느낍니다. 출혈도 쉽게 일어나지만 그만큼 딱지도 잘 생겨 순식간에 상처를 막아냅니다. 그런데 이런 일이 관절에서 일어나면 매우 곤란한 상황에 빠지고 맙니다.

우리가 흔히 말하는 '상처가 아문다'는 것은 서로 달라붙는다는 의미입니다. 손상이 회복되는 과정에서 조직이 엉기고 흉터가 만들어지는 것이지요. 그런데 관절 안에서 '아무는 과정'이 진행되면 관절이 모두 쪼그라들고 맙니다. 관절에는 활액이 들어 있는 활액낭이 있고 이 독립된 공간 안에서 관절이 자유자재로 움직여야 우리가 어깨나 무릎을 자유롭게 쓸 수 있습니다. 그래서 만약 관절에 상처가 났다가 아무는 과정이 일어나면 조직이 붙어 관절을 맘대로 쓸 수 없을 것입니다. 우리의 몸은 상처를 원래대로 회복시키는 것보다 관절을 자유자재로 사용할 수 있도록 유지하는 것이 우선이라고 생각했을 것입니다. 대신 평소 관절 건강을 지켜야 하는 다소 귀찮고 어려운 일이 우리의 몫으로 남겨진 것이지요.

관절 상태를 체크하는 방법

관절은 본래 자신의 관절을 그대로 유지하며 건강하게 사용하는 것이 가장 좋은 방법입니다. 때문에 원래의 모습에서 벗어났을 때를 파악하는 것이 병을 막는 지름길이기도 하지요. 의학이 발달한 요즘은 다행히 X-ray와 초음파 등 간단한 검사만으로 관절의 상태를 쉽게 파악할 수 있습니다.

X-ray로는 허벅지뼈와 종아리뼈의 간격을 확인해 관절염의 진행 단계를 가늠할 수 있습니다. 정밀하지는 않지만 간단하기에 자주 활용되는 검사입니다. X-ray 진단 결과 병의 진행이 의심될 때 추가 검사를 해 초기 치료 방법을 찾으면 됩니다. 초음파 검사로는 피부 가까이 있는 조직을 확인해 염증이나 파열 상태 등을 파악할 수 있습니다.

관절 전문의로서 한 가지 바라는 점은 국민건강검진에 관절 검진 항목이 추가되었으면 하는 것입니다. 현재 검진 항목에 골다공증 검사가 있지만, 뼈의 상태를 아는 것으로 관절의 건강을 진단하기는 역부족입니다. 추가되었으면 하는 검사 항목은 특별한 것이 아닙니다. X-ray와 초음파 정도면 충분합니다. 두 가지 검사만으로도 관절 건강을 파악할 수 있습니다.

가족력이 있다면 의심하라

가족력이 있는 경우는 반드시 정기적으로 관절 검진을 받도록 권합니다. 대부분의 만성질환이 그렇듯 관절염도 가족력과 생활습관에서 자유로울 수 없습니다. 태어날 때부터 뼈가 약한 사람이 있고 강한 사람이 있습니다. 생활습관 역시 부모 세대를 닮아가기 때문에 여러 여건이 관절염에 취약하게 만들어져 있을 수 있습니다. 실제로 부모와 증조부 모두 관절염을 앓고 있을 경우 본인 역시 관절염에 걸릴 확률이 굉장히 높아집니다. 관절의 정기검진이 필요한 이유입니다.

"선생님, 할머니도 어머니도 관절염으로 오래 고생하셨는데요. 저는 무엇을 조심해야 할까요?"

X-ray와 초음파에서 이상이 발견되지 않았지만 관절 건강이 여전히 염려스럽다면 체형과 보행, 그리고 근육량을 확인하는 것이 좋습니다. 체형과 보행, 근육량 분석은 '관절염에 취약한 인자를 가지고 있는가'를 사전에 알려줍니다.

몸의 균형 축이 한쪽으로 치우친 경우, 상체비만이 심각한 경우, O자형 다리, 보행 중심이 한쪽 발에 집중된 경우, 근육량이 절대적으로 부족하거나 한쪽에 치우친 경우 등은 잠재환자군으로 생각해야 합니다. 이들은 현재 관절염 증상이 나타나지 않더라도 노화가 진행되면 관절염이 쉽게 찾아올 수 있습니다. 위험군으로 확인되면 관절염 초기 검사를 해보는 것이 좋습니다. 검사 결과를 통해 자신의 약한 부분을 파악하고 그에 맞게 생활습관을 바꾸고 운동한다면 관절염 발병 이전에 예방할 수 있습니다. 평소 검진과 관리를 통해서만이 건강한 관절 상태를 지킬 수 있습니다. 그렇지 않으면 이른 나이에 관절염이 시작됩니다. 그 차이는 굉장히 큽니다.

통증에 주목하라

무릎의 통증을 일으키는 주요 원인은 노화, 운동에 의한 외상, 충격 이렇게 세 가지입니다. 하지만 환자들이 호소하는 증상은 대부분 비슷하지요. '시큰거린다' '붓는다' '계단을 내려오기 힘들다' '힘이 들어가면 아프다' 등입니다. 어느 모임에서든 같은 증상을 갖고 있는 사람이 반드시 한둘은 있을 만큼 흔하고 특별할 것 없다고 느끼는 증상이라 환자 스스로 질환을 구분하기가 쉽지 않습니다.

사실 무릎의 경우 질환별로 자가진단을 할 수 있는 특별한 가이드라인이 없습니다. 목이나 허리, 하다못해 어깨만 해도 통증 부위와 증상의 차이, 움직임의 차이로 자가진단을 할 수 있는 방법이 많지만 무릎의 경우 그 정도까지 세분화된 팁은 찾기 어렵습니다. 질환의 가짓수가 많지 않고 증상이 비슷하기 때문에 환자 스스로 구분하기가 쉽지 않은 때문인 듯합니다. 그중 환자가 스스로 구분할 수 있을 만한 질환별 증상을 정리해보았습니다.

|| 십자인대 손상
전방십자인대는 무릎관절이 앞으로 이동하는 것을 막아주는 역할을 합니다. 십자인대에 손상이 오면 무릎관절이 앞뒤로 이동하는 것이 불안정해지고 관절 안에 출혈이 생겨 심하게 부어오릅니다. 통증이 심해 무릎을 이용하는 활동을 할 수 없지요. 파열된 상태로 방치해두면 반월상연골판이 찢어지고 연골이 비정상적으로 닳아 연령에 관계없이 퇴행성관절염이 진행됩니다.

|| 반월상연골판 파열
반월상연골판이 손상되면 걷거나 운동할 때 '딱딱' 소리가 나고 쪼그려 앉기나 계단 이용이 힘듭니다. 특히 계단을 오르거나 내려올 때 급작스런 통증이 느껴지는 것이 대표적인 증상입니다. 계단을 오르내릴 때는 한 발에 체중이 심하게 쏠리는데 연골판이 파열돼 완충 역할을 못하다 보니 통증이 심해지는 것이지요. 이 외에도 자세를 바꾸거나 책상다리를 할 때, 무릎을 구부릴 때 통증이 심해집니다. 찢어진 연골 조각이 관절 사이에 끼어 움직임을 방해할 때는 갑자기 뻗정다리가 돼 무릎을 굽히지 못한 상태로 지낼 수 있습니다. 연골판이 닳거나 찢어지면 무릎의 충격이 그대로 뼈에 전달돼

퇴행성관절염으로 쉽게 진행됩니다.

|| 퇴행성관절염

초기에는 주로 계단을 오르내릴 때 무릎이 시큰거리고 아픕니다. 중기로 갈수록 통증의 강도와 빈도가 증가하고 말기에는 일상생활을 할 수 없을 정도로 통증이 심하며 물리치료나 약물치료도 효과가 없습니다. 무릎연골은 반복해서 자극을 받으면 닳거나 떨어져 나갑니다. 연골이 찢어지거나 닳는 단계에서는 통증이 느껴지지 않지만 연골이 모두 닳아 연골 아래 뼈가 노출되면 통증이 시작되지요. 일단 통증을 참을 수 없을 정도라면 중기 이상 진행되었다고 추정할 수 있습니다.

보통 반월상연골판은 심한 운동이나 외부 충격으로 손상되는 경우가 많고 구체적인 손상 이유를 환자도 인식하고 있기 때문에 치료에도 적극적인 편입니다. 하지만 노화로 인한 퇴행성관절염은 환자 스스로도 특별한 지각이 없고, 통증이 나타난 후에도 병원을 찾기까지 오랜 시간이 걸리기 때문에 병이 상당 수준 진행된 상태일 때가 많습니다. 이런 경우 조기 진단이나 초기 치료의 기회를 놓쳐버리고 맙니다.

관절 검진은 관절 건강의 지름길

간단한 검사라도 정기검진을 권하는 이유는 쉬운 방법으로 병을 치료할 수 있는 초기 단계에 병을 찾아내기 위해서입니다. 흔히 사람들은 생명과 관련 있는 암은 정기검진을 해야 하지만 이 외에는 특별히 검사할 필요성을 느끼지 않습니다. 하지만 우리가 건강을 살피는 이유는 생명 유지만을 위해서가 아닙니다. 다양한 활동을 할 수 있는 건강을 유지하기 위해서입니다.

가족력이 있는 경우 검진 주기도 중요합니다. 6개월에서 1년 간격으로 무릎 상태를 확인해보길 권합니다. 증상이 있고 없고를 떠나 자신의 상태를 체크하는 것이 중요합니다. 이 데이터가 쌓이면 '관절염의 진행 속도'를 확인할 수 있기 때문입니다. 관절염은 장기간 지속되며 나빠지는 병으로 알고 있지만 사람마다 진행 속도에 차이가 있습니다. 3~6개월의 짧은 시간에 빠르게 진행되는 사람이 있는가 하면, 2년이 넘게 진행이 더딘 사람도 있습니다. 직장에서의 업무방식, 생활습관, 유전, 질병 등 다양한 요인으로부터 영향을 받습니다. 정기검진 데이터 비교를 통해 선제적 치료를 할 수 있습니다.

plus page

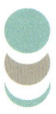

관절 질환을
예방할 수 있는 기본 검사

정기적인 관절 검사의 최대 장점은 초기에 관절염을 진단하고 치료할 수 있다는 것입니다. 초기 치료는 간단한 데다 효과도 좋습니다. 처치를 받고 생활습관을 교정해 병의 진행을 멈출 수도 있습니다. 시간과 비용을 생각할 때 관절 정기 검진은 관절 건강을 지키기 위한 가장 현명한 방법입니다. 손쉽게 관절 상태를 확인할 수 있는 기본 검사를 소개합니다.

○ 혈액검사

통풍과 화농성관절염을 구분해내는 검사입니다. 요산 수치가 높으면 통풍을 의심할 수 있는 것처럼, 특정 검사 수치를 통해 화농성관절염도 구분해내지요. 감염이나 외상, 종양, 심장 질환 등을 의심할 수 있습니다. 하지만 감기나 피로도에 검사 결과가 영향받을 수 있기 때문에 정확한 검사 결과를 위해서는 추가 검사가 필요합니다.

○ 면역검사

혈액검사로 진행하는 면역검사는 관절염을 유발하는 류머티즘 인자와 자가면역질환을 갖고 있는지를 확인하는 검사입니다. 류머티즘관절염과 루푸스 환자의 경우 특정 항체검사에서 양성반응이 나옵니다. 류머티즘관절염 치료는 조기에 발견해 약을 통해 병의 진행 속도를 지연시키는 데 집중돼 있습니다. 가족력이 있다면 정기적인 검사가 필요합니다.

○ X-ray 검사

X-ray는 뼈의 상태를 확인할 수 있는 가장 손쉬운 검사입니다. 연골조직의 변화나 초기 관절염은 발견하기 어렵지만, 허벅지뼈와 종아리뼈의 간격으로 무릎연골의 상태를 가늠해볼 수 있습니다. 정상적인 간격은 6~8mm입니다.

◯ 초음파검사

초음파검사는 방사선을 사용하지 않고도 여러 조직을 확인할 수 있습니다. 관절 외에도 근육의 파열이나 인대 염증 등도 확인할 수 있지요. 다만 병의 원인이나 자세한 상태를 확인할 수 없고, 보통 무릎의 측부인대와 이를 감싸고 있는 조직을 볼 수 있습니다. 십자인대는 MRI로 진단할 수 있습니다.

◯ MRI 검사

무릎연골이나 근육과 인대의 상태를 자세히 볼 수 있습니다. 연골판 파열, 뼈의 출혈 상태, 연골의 마모 상태를 확인할 수 있습니다. 근골격계 질환의 90% 이상을 진단할 수가 있어서 많이 사용하는 검사입니다.

◯ CT 검사

CT는 뼈와 뼈 사이를 단면으로 잘라서 보는 검사로 더 자세히 뼈를 관찰하는 검사 방법이라고 생각하면 쉽습니다. 골절이나 뼈종양 등을 검진할 수 있지만 인대나 연골, 연골판, 근육의 손상은 CT로 확인하기 어렵습니다. 방사선 피폭량이 많아 관절 질환이 생긴 경우에는 대체로 검사를 생략합니다.

◯ 보행분석 검사

보행분석은 발, 발목, 무릎, 고관절, 골반의 기능과 관련된 종합적인 움직임을 관찰하는 검사입니다. 보폭, 평균 보행 수, 보행 각도 등을 수치로 확인하고 보행 주기의 어느 시기에 문제가 있는지를 검사합니다. 다리의 질환이나 불균형을 쉽게 찾아낼 수 있습니다.

◯ 전신체형분석 검사

카메라를 통해 체형 및 자세를 확인하고 수치를 통해 분석하는 검사입니다. 11가지 기본자세로 어깨 기울기, 척추 휨, 골반 기울기, 다리 굴곡, 다리 길이 차이, 좌우 신체 균형, 휜다리, 거북목, 안면 비대칭 등을 측정합니다. 근육의 밸런스도 확인할 수 있습니다.

오래 살수록
관절 건강은 필수!

── 무릎과 어깨의 통증, 원인이 다르다

모처럼 가족과 제주도 여행을 갔던 때의 일입니다. 바닷가에 도착한 우리 차 앞으로 관광버스 서너 대가 서 있었고, 가이드가 출발하기 위해 관광객들을 불러 모으고 있었습니다. 그런데 관광버스의 절반 이상이 이미 승객들로 가득 차 있었습니다. 무릎관절이 불편해 차마 내리지 못하고 버스 안에만 머물러 계신 어르신들이었습니다.

  나이가 들면서 관절 질환이 많이 나타나는 부위는 어깨와 무릎입니다. 병원을 찾은 고령 환자의 통계를 보니 전체 환자 중 90%가 어깨와 무릎 때문이었고 그중 어깨가 30%, 무릎이 나머지 60%를 차지했습니다. 환자의 생활습관과 직업으로 환자군을 나눠보니 '잦은 사용으로 무리가 발생'한 곳은 어깨였습니다. 주로 건설노동자나 서비스업 종사자, 가정주부에게 나타났지요. 하지만 무릎은 특정 환자군을 뽑아내는 것이 무의미했습니다. 다치거나 무리하지 않아도 다양한 사람들이 무릎 통증을 호소하기 때문입니다. 그만큼 무릎은 보편적인 질환인 것이지요. 결국 어깨는 많은 사용이나 외상에 의해 질환이 발생하는 경우가 많고, 무릎은 노화의 영향을 더 많이 받는 것으로 추정됩니다.

저는 환자에게 어깨와 무릎 관절의 차이를 자전거에 비유해 설명하곤 합니다. "자전거에는 기둥 역할의 프레임과 동력을 받아 움직이는 체인이 있지요? 어깨는 체인과 비슷합니다. 동력에 의해 움직이는 조직인 거지요. 반대로 무릎은 프레임에 가깝습니다. 튼튼하지만 시간이 지나면 점차 망가집니다."

어깨는 관절을 이루고 있는 뼈, 근육, 인대, 연골 중 유독 인대가 많이 상합니다. 인대 손상은 통증은 심하지만 비교적 치료가 쉽고 치료를 통해 원래대로 회복되는 경우도 많습니다. 반면에 무릎은 어깨와 달리 중심축인 뼈까지 손상을 입는 경우가 많습니다. 연골이 닳아서 뼈까지 드러나는 경우에는 회복이 쉽지 않습니다. 원래대로 회복되는 경우도 적습니다. 어깨와 달리 기본적으로 체중을 견뎌야 하기 때문에 사용하지 않고 생활하는 것이 훨씬 어렵기 때문입니다.

앞서 예를 든 것처럼 자전거를 생각해봅시다. 체인이 고장 났을 때 부상 정도가 클까요, 프레임이 망가졌을 때 부상 정도가 클까요? 당연히 기둥에 해당하는 프레임이 망가졌을 때입니다. 무릎 질환으로 인해 환자가 겪는 피해는 상당히 심각합니다. 그나마 초기에 발견했을 때 회복의 수고로움을 덜 수 있습니다.

─── 암 다음으로 행복을 앗아가는 병

한번은 나이 드신 여성분이 진료실 침상에 두 다리를 내놓은 채 눈물을 흘리신 적이 있습니다.

"내가 젊어서 고생을 많이 했어. 애들 아빠 일찍 떠나보내고 안 해본 장사가 없다니까…. 이제 애들도 다 크고 시집 장가 보낼 때가 됐는데 이놈의 다리가 성치 않아서 마음이 또 무너지네. 하다못해 결혼식장이라도 좀 편하게 걸어 들어가고 싶어. 손자 손녀 태어나면 걔들도 봐줘야 하고…. 이럴 줄 알았으면 건강도 좀 챙기고 그러고 살걸. 애들 키울 때는 내 나이 되면 죽을 날만 기다리면 되는 줄 알았지. 그런데 살아보니 내 나이도 아직 한창이더라고. 그런데 다리만 못 쓰게 생겼으니 이를 어쩌…."

이 여성 환자는 관절염이 심하게 진행되면서 연골이 부분적으로 닳아 심하게 다리가 휜, 일명 'O다리'였습니다. 관절염에 의한 다리 변형은 50~60대부터 나타나는데 시간이 지나면서 그 증상이 점차 심해집니다. 우리나라 65세 이상 여성의 10%가량이 이러한 다리 변형 증상을 보입니다. 이를 치료하기 위해서는 무릎 아래 종아리 뼈 안쪽 일부를 잘라 벌려주고 골반뼈나 인공뼈로 그 부분을 채워주는 수술을 해야 합니다. 하지만 골밀도가 -3 이하로 낮으면 수술을 시도조차 할 수 없습니다. 병원을 찾은 이 여성 환자 역시 낮은 골밀도 때문에 수술이 불가능한 경우였습니다.

'삶의 질'에 대한 관심이 높아지면서 '행복'은 노후의 중요한 키워드가 되었습니다. 건강보험심사평가원의 자료에 따르면, 환자의 삶의 질을 떨어트리는 질환으로 암 다음이 관절염인 것으로 나타났습니다. 생명의 위협이 아닌 일상생활의 지장을 초래하는 질환에 대해서도 관심과 관리가 필요하다고 지적하는 이유입니다.

나이가 들면 마음도 늙는다고 생각하지만 그렇지 않습니다. 나이가 든다고 단풍놀이, 친목 모임, 동창회 등 외부 활동이 싫어지는 경우는 없습니다. 나이가 들수록 사람들을 더 찾게 되고 바깥 활동을 더 하게 됩니다. 하지만 '죽을병도 아닌 병' 때문에 원하는 것을 하지 못하는 경우가 생깁니다.

백세시대를 위한 필수품

"요즘 의술이 얼마나 좋은데, 우리나라 건강검진도 잘돼 있고. 암에 걸려도 다 나을 길이 있다니까!"

틀린 말이 아닙니다. 1960년대 초만 해도 52세에 멈춰 있던 생명시계가 120세까지 늘어났다고 합니다. 우리나라에서도 백세시대라는 말이 많이 사용되고 있지요. 오래 살고 싶은 인간의 욕망이 현대과학 덕분에 실현되고 있습니다.

하지만 늘어난 생명시계가 누구에게나 축복은 아닙니다. 유병장수, 즉 병으로 괴로워하며 오래 살아야 한다는 부담이 항상 남아 있습니다. 게다가 백세시대에 우리가 두려워해야 할 질병은 암이나 심혈관계 질환, 대사증후군만이 아닙니다. 아무리 몸이 건강하다고 해도 망가진 관절을 방치하면 늘어난 생명시계는 무용지물이 되고 맙니다.

백세시대는 더 이상 먼 미래의 일이 아닙니다. 그러니 40대에 관절염을 발견했다면 앞으로 60년 동안은 나의 관절을 확인하고 관리해야만 행복한 노후를 누릴 수 있습니다. 하지만 안타깝게도 아직까지 관절염이 생명에 치명적인 질환이 아니라는 이유로 등한시 여겨 병을 키우고 있는 환자가 많은 것도 사실이지요. 실제로 관절염의 초기 증상이 나타나도 약을 먹거나 활동을 자제하는 등의 소극적인 태도로 일관해 결국 퇴행성관절염을 앓게되는 경우가 흔합니다. 우리나라 65세 이상 인구의 약 80%나 된다고 합니다. 그중에서도 신체의 하중을 많이 받고 움직임이 많은 무릎관절염은 큰 문제이지요. 무릎이 망가지면 바깥나들이는 물론 평범한 일상생활도 혼자 힘으로는 제대로 해낼 수 없습니다. 하지만 미리 나의 관절 상태를 확인하고 제때, 나이와 증상에 맞는 적절한 치료를 받는다면 더 나은 노후의 삶을 즐길 수 있을 것입니다. 백세시대, 행복하게 맞이하기 위한 노력이 필요합니다.

plus page

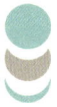

관절 질환의
다양한 치료 방법

관절치료는 대부분 약물치료, 주사치료, 물리치료, 수술로 진행됩니다. 약물치료는 초기에서 말기까지 모든 단계에서 처방되지만 후기로 진행될수록 근본적인 치료법은 되지 못합니다. 주사치료의 경우 다양한 주사치료제가 개발돼 환자의 선택지가 넓어졌지만, 적용 질환과 기대 효과가 환자마다 다르기 때문에 정확한 진단과 치료 방법에 대한 고민이 선행돼야 합니다. 최근에는 물리치료에 대한 환자의 기대가 높아지고 있는데 전문 인력이 질병의 원인이 되는 습관을 교정하는 방식으로 진행됩니다. 수술은 예나 지금이나 최후의 치료법으로 여겨지고 있으나 관절내시경의 발달로 환자가 느끼는 부담이 많이 줄었습니다. 적절한 치료법을 선택하기 위해서는 전문가와 충분한 협의가 필요합니다.

약물치료

약물치료는 보통 진통제와 소염진통제를 사용하는데 진통제는 통증만 없애주는 약, 소염진통제는 염증을 가라앉히면서 통증을 줄여주는 약입니다. 관절염도 염증 작용을 동반하기 때문에 대체로 소염진통제를 사용하지요. 그중 많이 사용되는 스테로이드호르몬제는 염증을 가라앉히는 것이 주된 목적으로 호르몬 반응을 통해 염증 반응 자체를 없애줍니다. 단기간에 염증과 통증이 사라지기 때문에 환자가 선호하지만 오랜 기간 복용할 경우 부작용과 중독 증상이 나타납니다. 또한 금단 현상으로 면역력이 떨어질 수 있으므로 반드시 전문의와 상담을 거친 후 처치해야 합니다.

주사치료

주사치료에는 프롤로인대강화주사, DNA를 이용하는 PDRN, '뼈주사'로 알려진 스테로이드호르몬주사와 '연골주사'로 알려진 히알루론산주사, 유전자치료제, 줄기세포치료제 등이 있습니다. 줄기세포치료제는 주사제이지만, 보다 안전하고 확실한 이식을 위해 관절내시경 혹은 절개 수술을 통해 투여됩니다.

프롤로인대강화주사는 고농도의 포도당 등 인체에 무해한 삼투압 용액을 주입해 통증을 줄이고 인대를 튼튼하게 해 관절 변형을 억제하는 치료법입니다. 손상된 힘줄이나 근육, 인대, 연골을 강화해주지요. 최근에는 자신의 혈액 중 치유 효과가 있는 성장인자를 더한 PRP프롤로테라피, 줄기세포를 이용한 프롤로 등으로 다양화됐습니다.

PDRN 주사는 연어 태반에서 발견된 신재생물질인 PDRN(Poly Deoxy Ribo Nucleotide)을 이용하는 시술입니다. DNA 수준에서 성장인자를 지속적으로 생산할 수 있도록 자극해 조직을 재생하는 데 도움을 줍니다. 기존의 프롤로치료와 병행해 PDRN 프롤로주사로 진행되는 경우가 많습니다. PDRN 프롤로주사는 염증과 통증을 줄이는 데 탁월한 효과를 보이며 인대재생 효과도 뛰어납니다. 하지만 연골재생 효과는 입증되지 않았습니다.

스테로이드호르몬주사는 관절에 직접 스테로이드 약물을 주입하는 주사액입니다. 호르몬제의 영향으로 염증 반응 자체가 사라지기 때문에 통증과 함께 부기도 빠르게 가라앉습니다. 하지만 스테로이드주사는 일종의 화재진압용 치료이기 때문에 오래 사용해선 안 됩니다. 장기간 사용하면 호르몬에 의한 부작용으로 뼈세포나 뼈조직이 죽는 골괴사가 나타날 수 있어 주의해야 합니다. 안전상 1년에 4회 이상은 사용하지 않는 것을 권고하고 있습니다.

히알루론산주사는 관절 안에 연골과 활액을 구성하는 성분인 '히알루론산'을 보충해주는 주사입니다. 히알루론산이란 체내 성분으로 수분을 가지고 있는 역할을 합니다. 퇴행성관절염 환자는 활액의 히알루론산 농도와 분자량이 감소해 관절의 마찰이 늘어남에 따라 연골이 손상됩니다. 하지만 주사제 투약으로 활액의 히알루론산 농도를 회복하고 이로 인해 관절의 윤활 작용이 향상돼 연골을 보호할 수 있습니다. 하지만 히알루론산주사 역시 장기간 사용하면 감염의 위험이 커져 주의해야 합니다.

유전자치료제는 무릎관절 내의 염증 환경을 개선시켜 관절염의 악화를 차단하는 효과가 있습니다. 국내에서는 '인보사K'라는 전문의약품이 식약처로부터 시판 허가를 받고 판매되고 있습니다.

줄기세포치료제는 관절 내에 줄기세포를 주사해 관절의 재생을 유도하는 치료입니다. 성체줄기세포를 이용해 손상된 부위의 연골을 재생시키는 방식입니다. 국내에서는 동종제대혈유래 중간엽 줄기세포로 전문의약품인 카티스템과 자신의 성체줄기세포를 이용하는 비맥(BMAC;Bone Marrow Aspirate Concentrate) 등이 많이 사용됩니다.

○ 물리치료

물리치료는 온열, 전기, 광선, 기능, 도수, 기계와 기구, 신체 교정과 재활치료 등으로 진행됩니다. 온열치료는 열을 통해 혈액의 흐름을 원활하게 도와 염증과 부종을 줄여줍니다. 염증이 심할 때는 냉열치료를 합니다. 전기치료는 전기 자극을 이용해 인위적으로 근육의 수축을 유발하는데 재활치료 초기에 도움이 됩니다. 상처 자체를 치료하지는 못하지만 조직의 재생을 도와주지요. 재활치료는 관절이 움직일 수 있는 범위를 넓혀주는 효과가 있어 관절치료에 반드시 필요한 치료입니다. 근력과 지구력을 높여 연골이 영양분을 잘 받아들이고 건강해지도록 돕습니다. 최근에는 몸의 상태에 맞춰 치료사가 일대일로 근육을 재활시켜주는 도수치료가 활발히 진행되고 있고 그 효과도 높습니다.

○ 수술

수술에는 찢어지거나 떨어져 나간 인대와 연골판을 연결, 정리해주는 내시경수술과 인공관절로 대체하는 인공관절수술, 그리고 자신의 연골을 채취해 이를 증식시켜 손상 부위에 이식하는 자가연골채취이식술, 줄기세포를 이식해 관절의 재생을 돕는 줄기세포이식술 등이 있습니다. 과거에는 무릎을 직접 절개해 시행하는 수술이 많았으나 요즘은 인공관절을 제외하고는 대부분 관절내시경을 이용해 피부 절개를 최소화합니다. 각각의 수술은 진단명과 치료 가능 여부를 두고 세심한 판단 후에 진행해야 합니다.

오랫동안 관절염을 손쓸 수 없는 불치병이라고 여겨왔습니다. 하지만 최근 줄기세포치료가 도입되면서 조직을 되살릴 수 있는 관절치료의 새 장이 열리고 있지요. 그럼에도 여전히 많은 관절전문병원에서는 예전 치료법만을 고집하고 있어 환자가 바른 치료를 받을 기회를 잃고 있습니다. 이 장에서는 지난 10여 년 동안 진료실에서 환자에게 알려주었던 관절치료의 바른 정보를 담았습니다.

2

관절염을 둘러싼 오해와 진실

아프지 않으면
다 나은 걸까?

"이제 안 아프니 퇴원할랍니다"

"연골과 연골판에는 피가 통하지 않는다고 들었는데 왜 통증이 생기는 걸까요?"

요즘 젊은 환자들은 아주 구체적으로 통증이 어떻게 시작되는지를 묻습니다. 보통 무릎에서 통증이 느껴진다면 크게 반월상연골판과 무릎연골에 이상이 생겼다고 생각하면 됩니다. 그런데 이 두 조직은 통증을 느끼는 방식이 다릅니다. 흔히 무혈성 조직이라고 알고 있는 반월상연골판은 사실 연골판의 가장자리에 혈관이 존재합니다. 그 혈관 부위에 손상이 발생할 때 통증이 나타나는 것이지요.

반면 무릎연골은 연골이 모두 닳아 뼈가 노출되면 통증이 시작됩니다. 이때의 통증은 매우 심한데 우리가 극심한 통증을 표현할 때 '뼈를 깎는 아픔'이라고 할 만큼 뼈는 통증에 민감한 조직이기 때문입니다. 즉 연골판 가장자리 혈관 부위에 손상이 온 경우와 무릎연골이 심하게 떨어져나가 뼈가 드러난 두 가지 경우에 환자는 무릎통증을 느끼게 됩니다.

대체로 환자들이 바라는 것은 딱 한 가지입니다.

"아파서 못 살겠소. 나 좀 안 아프게 해주소!"

하지만 치료 후 통증이 사라지면 언제 그랬냐는 듯 과거의 아픔을 쉽게 잊어버립니다.

"이제 안 아프니 퇴원할랍니다."

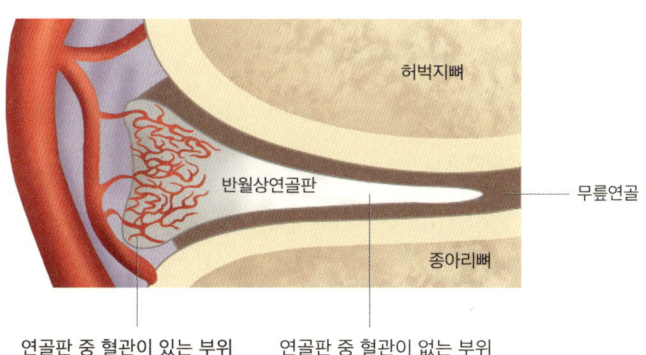

반월상연골판 내 혈관 부위

환자는 자신이 다시 건강해졌다고 생각하지만 그것은 착각입니다. 그리고 안타깝게도 이러한 착각으로 제대로 된 치료를 받을 기회를 놓치는 경우가 빈번합니다. 더군다나 환자의 착각을 이용해 이득을 취하는 병원까지 있지요. 지금부터는 여태껏 숨겨져 있던 관절염치료에 대한 불편한 진실을 이야기해보겠습니다.

통증 해결이 전부는 아니다

흔히 통증을 '몸에서 보내는 이상 신호'라고 합니다. 몸이 아프면 어딘가 이상이 있음을 짐작하고 통증이 심해질 때 병원에 찾아오기 때문입니다.

"어제 저녁부터 다리가 퉁퉁 붓기 시작하더니 꼼짝을 못하겠어요. 내일도 지방에 내려갈 일이 있는데…. 선생님, 뼈주사 한 대만 놔주세요."

환자는 심각한 증상에도 태연했습니다. 보통 이 정도 증상이면 겁을 먹고 걱정하기 마련인데 전혀 그런 내색이 없었습니다.

"이전에도 뼈주사를 맞아본 적 있으세요?"

"그럼요. 내가 이래 봬도 반의사예요. 동네 의원에서 수시로 맞곤 했는데 거기가 수리를 한다고 문을 닫아서 별수 없이 여기까지 온 거예요."

이제야 상황 파악이 됐습니다. 환자는 그동안 통증과 증상을 없애는 주사를 몇 차례 맞은 경험이 있고 그 주사만 맞으면 병이 싹 사라진다는 심각한 착각에 빠져 있었던 것입니다.

이른바 뼈주사라고 알려진 스테로이드호르몬주사는 사실 뼈가 아닌 무릎연골에 놓는 주사로 염증을 가라앉히는 데 탁월한 효과가 있습니다. 마치 심한 감기로 고생을 하던 중 감기약을 처방받는 것과 비슷한 경우지요. 하지만 바로 거기에 함정이 있습니다. 잘 알고 있듯 감기약은 병이 나을 때까지 생활이 덜 불편하도록 증상을 조절해주는 역할만 할 뿐입니다. 감기를 치료하는 것은 결국 우리의 몸이지요. 그래서 충분한 휴식이 필요합니다. 무릎병도 마찬가지입니다. 염증을 가라앉히고 통증을 없앤다고 무릎이 낫는 것이 아닙니다. 몸이 스스로 낫기 위해서는 충분한 휴식이 필요하며 휴식으로 나아질 수준이 아니라면 다른 적절한 치료를 받아야 합니다. 증상만 가라앉히는 일을 반복하다 보면 무릎이 쉬지 못하고 치료도 받지 못해 결국 더 심각한 상태에 이르게 됩니다.

뼈주사의 진실

무릎에 손상이 생겨 연골이 떨어지면 떨어진 조각들이 활액 안을 떠다니고 이로 인해 활액이 탁해집니다. 게다가 연골이 떨어진 상태로 걸어 다니면 떨어진 조각들이 연골을 자극해 더욱 손상이 심해지지요. 그 사이 우리의 몸에선 떨어져 나간 조직을 치료하기 위한 자연스러운 방어기전이 작동합니다. 우선 면역세포인 대식세포가 출동해 떨어진 조직을 갉아먹기 시작합니다. 이후 자연스러운 염증 작용으로 조직이 부어오르기 시작하지요. 대식세포가 손상된 조직을 모두 갉아먹고 손상됐던 연골이 새로운 세포로 덮일 때까지 이 염증 반응은 끝나지 않습니다. 그런데 염증 반응에 대한 대응으로 무릎연골을 덮고 있는 활액막세포 역시 점차 몸집을 키우기 시작합니다. 활액막이 커질수록 혈관이나 조직에서 물이 더 많이 들어오게 되고 활액의 양 또한 점차 늘어나지요. 이렇게 활액의 양이 늘어나 무릎이 붓기 시작하면 걷는 것이 더욱 힘들어지고 결국 꼼짝 못 한 채 누워 지내는 지경이 되고 맙니다.

이 시기 환자의 생활은 굉장히 불편합니다. 때문에 병원을 찾은 환자들은 "무릎의 물을 빼달라"거나 "뼈주사로 부기와 통증을 해결해달라"는 이야기를 하곤 합니다. 환자 입장에선 늘어난 활액을 제거하면 무릎의 부기가 가라앉아 활동이 훨씬 쉬어지기도 하고, 물을 뽑아내면서 손상된 조직도 함께 빠져나오기 때문에 염증이 가라앉는 효과를 경험하기도 합니다. 하지만 이는 관절염을 일으킨 원인을 해결하는 근본적인 치료가 아닐 뿐더러 결코 관절에 유익한 방법이 아닙니다.

"더 이상 아프지 않으면 병이 완치된 거 아닌가요?"

전혀 그렇지 않습니다. 임시방편은 그야말로 임시방편일 뿐입니다. 떨어져 나간 조직은 그대로 남아 계속해서 손상을 일으키고 결국 손상 면적은 점점 넓어집니다. 관절염의 진행 속도도 더욱 빨라집니다. 물론 통증과 부기가 너무 심해 환자가 참을 수 없는 경우 주사로 무릎의 물을 빼거나 스테로이드호르몬제를 처방하기도 합니다. 하지만 이러한 처치는 염증이 심해서 당장 물리치료나 운동치료를 할 수 없을 때 증상을 완화시키기 위한 목적으로 사용하는 치료 방법일 뿐입니다. 결국 병이 다 나았다고 생각하는 환자들의 착각은 질병을 더 악화시킵니다.

약으로는 '통증'만 줄일 뿐이다

약물 처방 역시 마찬가지입니다. 약을 먹고 통증이 사라졌다고 느끼는 것은 약의 성분이 뇌에서 통증을 느끼지 못하도록 차단하기 때문입니다. 하지만 아무리 약물치료가 염증을 가라앉히고 통증을 조절할 수 있어도 조직을 재생시키지 못한다는 것을 명심해야 합니다.

약물 처방의 최대 기대 효과는 몸이 스스로를 치료하는 동안 통증을 차단해주는 것입니다. 손상된 조직이 자연적으로 나을 수 있다 판단될 때까지 환자가 느끼는 고통과 불편이 크지 않도록 조절해주는 역할을 하는 것이지요. 그 다음 기대 효과는 병이 악화되는 걸 막는 것입니다. 류머티즘관절염처럼 자연 회복은 어렵지만 병의 진행 속도를 현저히 낮출 수 있을 때 효과적인 치료법입니다.

하지만 2주 이상 약을 썼는데도 통증이 줄지 않고, 약의 복용을 중단했을 때 어김없이 통증이 재발한다면 다른 방식의 치료가 필요합니다. 진단이 잘못됐을 수 있고 그 사이 다른 병이 진행됐을 수도 있기 때문에 검사를 다시 해야 합니다.

초기 관절염은 약물과 물리치료로 호전될 수 있습니다. 의사들이 처방하는 소염진통제에는 비정상적으로 커진 활액막을 가라앉히는 성분이 있기 때문에 소염제 복용만으로도 염증 반응이 사라지기도 합니다. 통증도 줄어 환자들의 생활이 훨씬 나아집니다. 이때 병행되어야 하는 치료가 물리치료, 그중에서도 운동치료입니다. 운동치료는 연골이 영양분을 잘 흡수하고 활액을 잘 배출할 수 있도록 도와줄 뿐만 아니라 주변 근육을 강화시켜 무릎관절이 받는 충격도 줄여줍니다. 이러한 운동치료를 통해 몸이 좋아지면 약물치료를 중단해도 무릎 통증이 재발하지 않습니다.

명심할 것은 추가적인 치료 없이 약물치료만 받는 것은 앞서 말한 뼈주사와 다를 바 없다는 것입니다. 연골재생을 도울 수 없고 질환 자체가 사라지는 것도 아니기 때문입니다. 약으로 통증이 줄었다고 해서 병이 나았다고 착각하면 곤란합니다.

─── 주사 한 방보다는 바른 말 한마디

가끔 아무런 치료를 받지 않았는데도 "전만큼 아프지 않으니 괜찮다"고 하는 환자들이 있습니다. 하지만 그때가 가장 위험한 단계입니다. 엄밀히 말해 통증은 일종의 신호라 할 수 있습니다. 사실 우리가 통증을 감지하는 곳은 무릎이 아닌 뇌입니다. 우리의 뇌는 통증에 대한 일종의 작용·반작용의 기전을 가지고 있는데 환자가 무릎이 아프다는 뇌의 신호를 계속 무시하면 어느 날 뇌가 더 이상 통증을 느끼지 못하도록 신경을 차단해버립니다. 통증에도 내성이 생기는 것이지요. 이러한 단계에 들어서면 관절은 더욱 빠른 속도로 망가집니다. 우리 몸은 재생이 필요한 시기에는 움직임을 멈추고 휴식을 취해야 합니다. 통증의 신호를 무시하면 병의 진행 속도가 빨라지고 되돌릴 수 없는 피해가 발생하고 맙니다.

"아니야, 요즘은 약 안 먹어도 살만해. 견딜 만하다니까!"

"아픈 게 나았다고 다 나은 것이 아니에요. 통증이 가라앉은 지금부터가 더 중요합니다."

환자를 설득하는 과정은 쉽지 않습니다. 현실적으로 '주사 한 대' '약물 처방'만 요구하는 환자에게 의료진이 나서서 이러한 지식을 전달하는 일은 쉽지 않지요. 하지만 환자가 원하는 치료 방법이 잘못된 것이라면 과감히 틀렸다고 지적하고 바른 치료 방법을 제시하는 것이 환자를 돕는 최선의 방법이라고 생각합니다.

나이가 들면
관절염은 당연한 일?

— "관절염은 어쩔 수 없어요."

　퇴행의 사전적 의미는 '진행이나 발달이 완결된 상태에서 역방향으로 돌아가는 것'입니다. 정상적이었던 기능과 모양이 비정상적인 상태로 돌아가는 것이라 할 수 있지요. 관절염 역시 퇴행성 질환으로 나이가 들면서 점차 병이 진행되고 심해집니다. 때문에 '어쩔 수 없는 것'이라는 인식이 많이 깔려 있지요. 하지만 관절전문병원에서조차 이런 이야기를 하는 것은 매우 안타까운 현실입니다.
　"무릎은 나이가 들면 대부분 나빠집니다. 약 드시면서 그러려니 하고 사는 것도 방법이에요."

진료실을 찾은 한 환자는 이름만 대면 알 법한 관절전문병원에서 이런 이야기를 들었다며 정말 치료 방법이 없는 것인지 확인하고 싶다고 했습니다. 의사로서 씁쓸한 순간이었습니다.

퇴행성관절염은 기본적으로 노화의 영향을 받지만, 체형이나 생활습관, 걸음걸이에도 많은 영향을 받습니다. 선천적으로 O다리를 타고난 사람, 체형이 관절 건강에 불리한 사람, 관절에 부담되는 생활습관을 유지하는 사람에겐 젊은 나이에도 퇴행성관절염 증상이 나타납니다. 이러한 관절염의 근본 원인을 교정하는 것만으로도 치료의 의미와 효과는 충분하지요. 아무런 노력 없이 치료 방법이 없다며 환자가 방치되어서는 안 됩니다.

휜 다리를 바로 세우는 법

"무릎이 아파서 훈련을 받을 수 없어요."

군에 입대해 이병 생활을 하던 젊은 군인이 휴가를 받아 진료실을 찾았습니다. 젊은이는 체격도 좋고 젊은 데다, 무엇보다 건강했습니다. 다만 청년의 다리는 선천적으로 무릎이 바깥쪽으로 휜 O다리였습니다.

O다리는 다리뼈가 휘거나 뼈의 정렬이 바르지 못해 다리를 제대로 붙이기 어렵고, 무릎 위쪽과 아래쪽의 축이 정상 각도에서 벗어

나 있는 상태를 말합니다. 몸의 무게를 지탱해야 하는 무릎에 많은 무리가 가고 중심이 어긋나 있기 때문에 무릎관절이 빨리 닳아 퇴행성관절염이 일찍부터 찾아옵니다. 실제로 관절염과 O다리는 떼려야 뗄 수 없는 관계이기도 합니다. 관절염이 중기 이상 진행되면 자연스레 다리 변형이 시작되기 때문입니다.

"선천적으로 심각한 O다리네요. 아직 젊기도 하고 관절염의 진행 상태도 경미하니 약을 먹고 운동치료를 진행해보지요."

X-ray 확인 결과 다른 이상은 없었지만 관절염이 계속되면 환자

절골술 시술

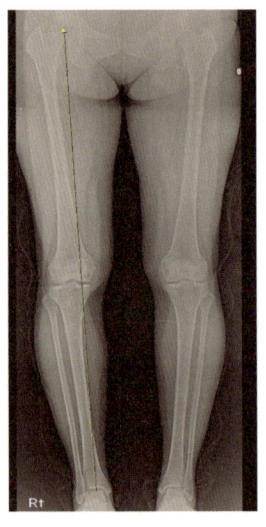 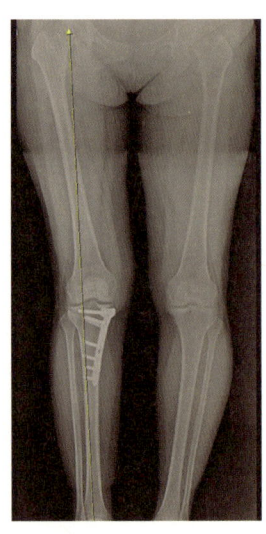

절골술 시술 전(왼쪽), 후(오른쪽)의 X-ray

의 다리 변형이 더욱 심해질 것이라 판단되었습니다. 다리 모양을 바로 세우는 원인 치료를 고민한 이유였지요. 청년의 다리처럼 심각한 O다리를 교정하기 위해선 절골술을 시행합니다. 절골술이란 종아리뼈가 시작되는 부위를 잘라 틀어진 관절 각도를 바로잡고 무릎 안쪽에 가해지던 무게를 분산시켜주는 수술입니다. 보통 젊은 나이의 환자보다는 관절염이 상당히 진행된 중기 이상의 중장년 여성에게 시행하곤 하지만 청년만큼은 예외였습니다.

절골술이 병의 원인을 치료하는 근본 치료라는 설명을 들은 뒤 환자와 가족은 수술 동의서에 사인하였습니다. 다행스럽게도 수술과 재활훈련을 모두 마쳤을 때 환자의 만족도는 매우 높았습니다. 관절면에 고르게 힘이 분산된 덕에 무릎의 통증은 줄었고 다시 군에 복귀한 뒤 훈련도 편하게 받을 수 있었다고 전해왔습니다. 환자의 자세도 몰라보게 달라졌습니다. 벌어져 있던 다리가 펴지면서 등과 허리도 곧게 펴졌습니다.

관절을 지키는 근본적인 치료법

우리나라 사람들의 관절에 악영향을 미치는 대표적인 요인 중 하나가 바로 좌식생활입니다. 바닥에 앉아야 하는 좌식문화에서는 쭈그리고 앉을 때마다 무릎이 과도하게 접히면서 반월상연골판이 강한 압력을 견뎌야 하는 상태에 놓입니다. 책상다리를 할 때도 무릎 앞쪽 관절에 체중의 7~8배의 무게가 실리기 때문에 무릎에 큰 부담이 되지요. 이외에도 다리를 꼬거나 기울여 앉는 자세, 구부정한 자세 등을 자주 취하면 다리 변형이 나타나 후천적 O다리가 되기도 합니다.

습관처럼 한 쪽 무릎에만 힘을 싣는 이른바 '짝다리'도 O다리처럼 퇴행성관절염을 쉽게 일으키는 원인으로 꼽힙니다. 특히 설거지 같은 가사활동을 할 때 자주 보이는 습관인데요. 양쪽 무릎에 일정하게 힘을 분산시키지 못하고 무게의 중심축이 한쪽으로 쏠리게 됩니다. 이럴 경우 한쪽 무릎에만 관절염이 생기거나 X자형 다리로 변형되는 경우도 있습니다.

환자들에게 "좌식생활을 버리고 의자와 침대를 사용하세요" "평소 앉고 서는 자세를 바로하세요"라고 하면 대부분 가볍게 넘기곤 합니다. 하지만 바른 자세를 습관화하는 것은 가장 근본적인 치료방법입니다.

그릇된 생활습관과 자세가 몸을 불균형하게 만들기도 합니다. 관절염 환자의 일상생활 속 보행을 분석해보면 특별히 심하게 하중을 받는 부위가 나타나곤 합니다. 이런 불균형은 골반을 틀어지게 하고 중심축을 이동시킵니다. 중심축이 이동하면 몸의 모든 부위에서 근육량 차이가 나타나게 되지요. 심하게는 다리 길이가 다른 경우도 있습니다. 불균형한 체중 부하가 사라지지 않으면 관절염의 진행을 멈출 수 없습니다. 불균형을 바르게 돌려놓기 위한 맞춤 치료가 필요합니다. 일반적인 도수치료와 운동치료는 근육의 이완 – 교정 – 강화를 반복해 인체의 전후좌우의 균형을 맞춥니다.

상체비만 역시 무릎이 받는 스트레스를 높이는 요인입니다. 관절염이 진행되는 환자에게 체중관리는 근본적인 치료법입니다. 환자들 대부분은 생활습관의 변화를 요구하면 귀찮아하지만, 식습관과 운동습관의 변화는 체형 변화를 가져와 근본적인 관절치료에 도움을 줍니다.

"다른 병원에 가면 지어준 약 먹고 물리치료만 받으면 되는데, 선생님한테 오면 잔소리도 한 바가지 들어야 해요."

환자에게 이런 푸념을 듣지만, 환자를 변화시키려면 어쩔 수 없습니다. 체중이 1kg 늘어날 때 무릎이 느끼는 하중은 3kg입니다. 상체비만은 그 무게가 몇 배 더 큽니다. 사용할 때 견뎌야 하는 하중을 줄이고, 힘을 분산시켜줘야 관절염의 진행을 멈출 수 있습니다.

아는 것만 피해도 무릎은 건강해진다

동료 의사로부터 암을 예방하는 것은 거의 불가능하다는 말을 들었습니다. 암을 일으키는 요소가 무수히 많고 아직 밝혀지지 않은 것도 많기 때문에 어느 것 하나를 발암요인으로 집어내기 어렵다는 이야기입니다.

"그럼 두 손 놓고 살면 되겠네."

"아니지, 확실히 암의 원인이라고 밝혀진 것만이라도 피해야지. 그게 최선이야."

암을 예방하는 법이나 관절염을 예방하는 방법이나 다르지 않습니다. 관절염을 일으킨다고 명시된 것은 반드시 주의하고 교정해야 합니다.

지금까지는 관절염을 치료하는 방법으로 약물치료나 수술이 가장 대표적이었습니다. 하지만 잘못된 습관이나 걸음걸이, 체형 역시 관절염을 일으키는 확실한 요인이라는 점을 명심해야 합니다. 잘못된 습관을 교정하는 과정은 관절염의 원인 치료로 매우 큰 의미가 있습니다. 시간이 없다, 의미가 없다는 핑계로 의료진이 이러한 사실을 환자에게 알리는 일을 소홀히 한다면 환자 스스로 배우고 익혀서라도 원인을 해결하는 치료를 시작해야 합니다.

치료 아닌 치료에
매달리는 현실

─ 반쪽짜리 치료법

"제가 얼마 전에 내시경수술을 받았는데 그때는 좀 나은 것 같더니 다시 아프기 시작하네요."

환자들이 내시경수술이라고 말하는 것은 대부분 관절내시경수술을 뜻합니다. 그런데 관절내시경수술을 받은 대부분의 환자가 수술 후 얼마 지나지 않아 통증이 다시 시작되었다고 말합니다. 환자의 입장에서야 수술을 받았으므로 병이 모두 낫는 것이 당연하다고 생각할 테고 다시 시작된 통증이 이해되지 않겠지요.

그러나 관절내시경은 뼈주사나 약물치료처럼 염증과 통증을 해결하는 임시방편의 치료일 뿐이지요. 떨어져 나온 조각을 제거하기 때문에 염증을 줄이고 부기도 가라앉힐 수 있지만 관절염 진행 자체를 막지는 못합니다.

관절내시경으로 알려진 수술의 정확한 명칭은 '관절내시경 부분 연골절제수술'입니다. 반월상연골 파열과 퇴행성 질환이 동반돼 관절 안이 지저분하고 활액이 탁해진 경우 너덜너덜한 조직을 깨끗이 정리해주는 효과가 있습니다. 파열된 연골판을 다듬고 절제하는 치료로 허벅지뼈와 종아리뼈 사이에 있는 반월상연골판이 찢어졌을 때 이를 다듬어주는 치료입니다.

반월상연골판은 무릎 관절을 무리하게 구부리거나 회전하는 동작을 반복할 때 균열이 생깁니다. 강한 충격을 받았을 때에도 쉽게 손상되지요. 특히 나이가 들면 말랑말랑했던 반월상연골판이 뻣뻣해지면서 약간의 충격에도 손상이 찾아옵니다. 퇴행성관절염이 시작되는 중년층에는 큰 외상이 없어도 연골 손상이 쉽게 관찰됩니다. 반월상연골판이 파열되면 무릎에 통증과 부기가 생기고 부기로 인해 무릎을 굽힐 수 없는 잠김현상(locking)이 나타납니다. 이때 관절내시경으로 파열된 연골을 제거하는 수술을 하는 것이지요. 초기 단계라면 파열된 연골 전체를, 후기라면 연골 파열 부위 중 일부만을 잘라내는 부분절제술을 합니다. 이렇게 연골판을 다듬어주면 파열이 더 진행되는 것을 막을 수 있고 통증과 부기도 가라앉힐 수 있습니다.

하지만 이러한 수술은 반월상연골판이 파열됐지만 완전히 떨어져 나가지 않고 연골판이나 뼈에 붙어 통증을 유발하는 경우에 의미 있습니다. 앞서 강조한 대로 뼈주사나 약물치료처럼 일시적으로 심해진 병변을 가라앉히는 수준의 치료일 뿐입니다.

"너덜너덜해진 부분이 움직일 때마다 통증을 유발하니 어쩔 수 없이 정리해버려야 합니다"라고 혹자는 주장합니다. 하지만 자르고 정리하는 수술의 한계는 명확합니다. 결코 병을 낫게 하지 못합니다. 염증이 진행된 조직을 제거하고 파열된 조직이 다른 부작용

반월상연골판의 파열

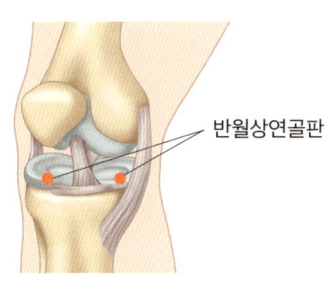

반월상연골판

반월상연골판 손상 유형

 수직형 파열   수평형 파열   방사상 파열

 손잡이형 파열   판상 파열   부리형 파열

을 일으키는 것을 막아줄 뿐이지요. 그럼에도 많은 의료진이 관절내시경이 관절염의 치료법인 양 소개하는 것은 잘못된 현실입니다. 게다가 조직이 사라진 상태에서 계속 무릎을 사용하면 새로운 손상이 시작되고 결국 관절염은 또다시 진행될 수밖에 없습니다.

"그럼 그때 수술한 걸로 무릎이 낫지 않았다는 말씀이세요?"

진실을 알게 된 환자는 당혹스러울 수밖에 없습니다. 이런 치료로 염증이 없는 깨끗한 관절로 돌아가기를 기대할 수는 없습니다.

가장 안 좋은 경우는 부분연골절제술로 퇴행성관절염이 더 빨리 진행될 때입니다. 연골판이 사라지면 관절이 받는 충격이 커져서 관절염이 심해질 수 있습니다. 또 연골판을 잘못 잘라내면 무릎 관절의 정렬이 틀어져 슬개골연골연화증을 유발하기도 합니다. 퇴행성관절염이 진행 중인 중·장년층이라면 반월상연골판 절제 후 무릎 통증이 더욱 심해질 수 있다는 점을 명심해야 합니다.

결국, 재생치료

이러한 치료는 단지 움푹 파인 찻길에 놓인 돌덩이를 치우는 역할을 할 뿐입니다. 오랫동안 자르고 정리하는 수술을 해온 많은 의료진이 이러한 치료가 원래의 관절을 유지하거나 회복시키지 못한다는 것을 인정했습니다. 이제는 움푹 파인 아스팔트를 채우기 위한 재생치료가 보다 보편화되어야 할 때입니다. 다행스러운 것은 현재 우리나라에서 줄기세포를 이용해 연골과 연골판을 재생시키는 치료가 시행되고 있다는 것입니다. 관절염치료에 사용되는 제대혈 줄기세포, 자가골수줄기세포, 자가지방줄기세포가 연골판에도 비슷하게 적용됩니다. 근본적인 치료를 원하는 환자들에게 이와 같은 새로운 의학 정보가 제공되고, 이를 활발히 활용할 수 있는 여건이 확대되길 바랍니다.

관절염은
불치병이다?

10년간 지속되어온 관절염에 대한 오해

불과 얼마 전까지 퇴행성관절염에 대한 일반적인 의학 상식은 아래와 같았습니다.

> 퇴행성관절염은 관절연골이 손상되고 점차 닳아 없어져 심한 통증과 염증을 일으키는 질환이다. 관절염은 노화현상이므로 이를 완전히 멈출 수 있는 확실한 방법은 아직 없다. 퇴행성 변화가 발생한 관절을 정상 관절로 되돌릴 방법 역시 없어 보인다. 하지만 그 증상과 변형 정도에 따라 줄기세포치료, 근위경골절골술, 부분인공관절치환술, 인공관절치환술 등을 할 수 있다.

사실 무릎 퇴행성관절염은 고령화시대의 대표적인 관절 질환이지요. 하지만 우리가 알고 있는 관절염치료법은 몇 가지가 전부입니다. 대게 관절염의 진행에 따라 아래와 같은 순서로 치료하고 있습니다.

> 약물치료 - 주사치료 - 물리치료 - 관절내시경수술 - 절골술 - 인공관절치환술

최후의 방법으로는 대체로 인공관절이 제시되곤 했습니다. 비록 여러 부작용이 있지만 인공관절술이 개발된 이후 오랫동안 마지막 치료법으로 굳건히 자리를 지켰음을 누구도 부정하지 못합니다.

하지만 최근 10년 사이 관절염치료에도 변화가 생겼습니다. 이제 '손상된 연골은 재생되지 않는다'는 명제는 사실이 아닙니다. 아직도 과거의 논리로 관절염을 불치병이라고 정의하고 인공관절만이 최후의 대안이라고 이야기한다면 그것은 거짓말입니다.

인공관절을 뛰어넘는 새로운 치료법

"아버지와 대학병원 몇 곳을 다녀봤는데 대부분 인공관절을 권하더라고요. 관절 상태가 너무 안 좋고 연세도 있다 보니 치료할 수 있는 방법이 거의 없다면서요. 그나마 인공관절을 하면 생활하는

데는 지장이 없을 거라고 하는데, 마지막까지 다른 방법을 찾아보고 싶은 마음에 찾아왔습니다."

70대 아버지를 모시고 온 아들의 이야기입니다. 아버지는 다리 변형이 심각하게 찾아온 중기 이상의 관절염 환자였습니다.

"요즘 관절염치료법이 많이 달라졌습니다. 관절염을 근본적으로 해결하는 치료법이 생겼거든요. 연골재생은 물론 연골판 봉합까지 가능하기 때문에 인공관절만 생각하실 필요는 없어요."

연골을 재생시킬 수 있다는 이야기에 환자나 보호자는 의아한 표정을 지었습니다.

"연골은 재생이 불가능하다고 하던데요."

"자연적으로는 재생되지 않는다는 것이지, 치료를 통해서도 재생시킬 수 없다는 것은 아니에요. 줄기세포를 이용하면 연골을 재생시킬 수 있습니다."

실제 최근에는 인공관절수술 없이 줄기세포치료와 휜다리 교정술을 함께 진행해 관절염을 치료하는 사례가 많아지고 있습니다. 손상된 관절의 연골을 복원시키기 때문에 연골 손상이 심한 말기 퇴행성관절염 환자에게도 적용할 수 있습니다. 하지만 줄기세포치료를 처음 듣는 환자에게 이를 설명하고 시술을 설득하기까지는 다소 긴 시간이 필요합니다.

줄기세포가 주목받는 이유

줄기세포는 다양한 신체조직으로 변신할 수 있는 능력자입니다. 적절한 조건만 맞춰주면 다양한 조직세포로 분화합니다. 최근에는 줄기세포치료제가 널리 알려져 퇴행성관절염과 조혈 장애 치료에도 쓰이고 있습니다. 뇌, 척수, 디스크, 피부, 장, 혈관 질환 등에도 줄기세포를 이용한 치료가 적용될 예정이어서 많은 난치병이나 퇴행성 질환 환자에게 새 삶을 약속할 수 있을 것으로 기대하고 있습니다.

줄기세포가 주목받는 이유는 기존 관절치료의 한계를 극복할 수 있기 때문입니다. 기존의 관절치료는 증세를 완화하거나 병의 진행을 막는 수준이었지요. 하지만 줄기세포치료는 문제가 있는 관절 부위를 원래의 상태에 가깝게 복원할 수 있습니다.

줄기세포치료는 약물치료나 체중 감량, 운동요법 등의 보존적 치료로 증세가 호전되지 않아 그 다음 단계의 치료를 받아야 할 때 고려됩니다. 사실 줄기세포치료 이전의 미세천공술이나 절골술, 인공관절치환술 등의 수술은 모두 퇴행성관절염의 근본적인 문제를 해결해주진 못했지요. 하지만 줄기세포치료는 미세천공술보다 치료 효과가 뛰어나고 인공관절수술처럼 큰 위험이 따르지도 않습니다. 줄기세포는 치료의 위험도가 낮고 재생 효과도 뛰어납니다.

줄기세포치료법은 크게 자신의 줄기세포를 이용하는 것과 타인의 제대혈에서 채취·배양한 줄기세포를 이용하는 것으로 구분됩니다. 둘 다 수술 후유증이 매우 적고 회복이 빨라 효과적이고 간단한 치료법이라 평가받고 있습니다.

고령의 환자까지 치료할 수 있다

"그런데 왜 대학병원에서는 이런 치료법을 말해주지 않나요?"

줄기세포치료를 처음 들은 환자는 대학병원에서는 추천하지 않은 생소한 시술에 불안한 마음을 표현하기도 합니다. 가장 권위 있다 여겨지는 의료기관인 대학병원에서 줄기세포치료에 적극적이지 않은 이유가 궁금할 테지요. 개인적으로 대학병원에서 줄기세포를 선뜻 권하지 않는 이유는 효과가 검증되지 않아서라기보다 관련 데이터를 갖고 있지 않기 때문이라고 생각합니다.

거스 히딩크의 무릎관절염을 치료해 유명해진 국내 한 제약사가 세계 최초로 제대혈줄기세포를 이용한 무릎 줄기세포치료제를 출시한 것이 2012년입니다. 임상은 물론 식품의약품안전처의 허가까지 모두 받았지만 대학병원에서 원하는 수준의 치료 결과를 쌓기에는 아직 시간이 더 필요할 것으로 보입니다. 하지만 그렇다고 해서 줄기세포치료에 문제가 있다는 것은 아닙니다. 줄기세포치료를 받은 대부분의 환자가 시술 후 약 3개월 내에 통증이 감소했다고 이야기했으며 연골이 새로 만들어진 것도 내시경을 통해 확인할 수 있었습니다.

덧붙여, 줄기세포치료의 또 다른 큰 장점은 나이와 손상 면적에 제약을 받지 않고 수술이 가능하다는 것입니다. 백세시대라 불리는 요즘, 40~50대에 인공관절수술을 받는다면 구조물의 특성상 대부분 재수술이 불가피한 것이 사실입니다. 수술이 어렵지 않은 젊은 환자에게 줄기세포치료술은 더욱 효과적이지만 만약 수술 자체가 어려운 고령의 관절염 환자라면 줄기세포치료제를 활용해 효과를 볼 수 있습니다. 게다가 아직 심하지 않은 수준의 관절염 환자는 줄기세포치료를 활용해 수술 단계까지 진행되지 않도록 막을 수 있으며 이를 통해 환자의 삶의 질 또한 월등히 끌어올릴 수 있지요. 줄기세포치료 덕분에 퇴행성관절염은 불치병이라는 오명을 벗을 수 있게 된 것입니다.

plus page

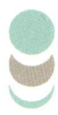

퇴행성관절염의 증상과 치료법

이제 말기 관절염 환자에게 무조건 인공관절을 권하던 시대는 지났습니다. 줄기세포치료가 새로운 맞춤형 치료로 등장했지요. 줄기세포치료 자체가 다양한 형태이기 때문에 관절염의 진행 정도나 환자의 연령, 평소의 생활환경을 고려해 원하는 치료 방식을 선택할 수 있습니다.

   1~2단계의 초기 퇴행성관절염이라면 미세천공술이나 PDRN 프롤로주사를 처방할 수 있습니다. PDRN 프롤로나 히알루론산을

관절에 주입하면 활액을 보충해 관절이 부드러워지고 염증 제거에 효과가 있습니다. 3~4단계 퇴행성관절염에는 적극적인 줄기세포치료가 효과적입니다. 유전자세포치료법이나 자가골수줄기세포, 줄기세포치료제를 이용하면 완치를 기대할 수도 있습니다.

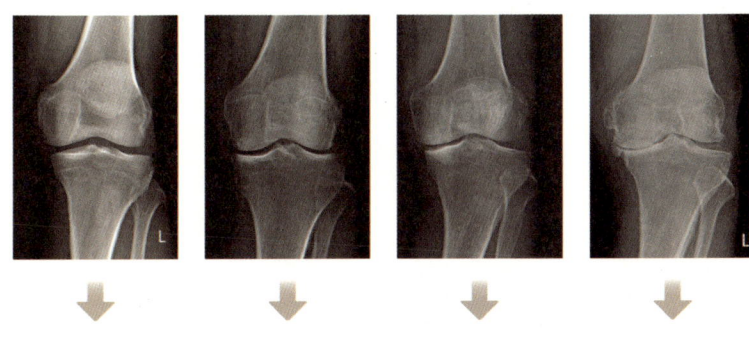

퇴행성관절염 정도에 따른 증상과 치료법

	1단계	2단계	3단계	4단계
증상	• 관절 사이가 다소 좁아지고 무릎에서 자주 소리가 남 • 통증은 느껴지지만 걷기에는 문제없음	• 관절 간격이 정상에 비해 50% 정도 좁아짐 • 주로 계단을 내려갈 때 찌릿한 통증이 나타남	• 관절 간격이 정상에 비해 75% 정도 좁아짐 • 관절뼈가 옆으로 자란 상태이며 평지를 걷기도 힘듦	• 뼈와 뼈가 붙은 상태, 관절 간격이 100% 좁아짐 • 일상생활을 유지하기 어려움
치료법	생활습관 교정(체중 감량 및 심한 운동 자제), 진통제 복용	진통제 복용, 히알루론산, 미세천공술, PDRN, 카티스템	진통제 복용, 히알루론산, 인보사K, 카티스템, 비맥(BMAC)	진통제 복용, 카티스템, 비맥(BMAC), 인공관절치환술

'임플란트'만도 못한 '인공관절'

인공관절의 오랜 역사

관절염은 역사가 오래된 질병입니다. 인상파 화가인 르누아르는 류머티즘관절염으로 20년간 고통받았습니다. 관절염으로 인해 손가락이 모두 구부러진 탓에 붓을 잡는 것도 힘든 상태로 그림을 그렸고, 죽음을 앞둔 10년간은 휠체어에 의지해 살았다고 합니다. 《조선왕조실록》에도 태종이 견비통(어깨통증)을, 세조가 관절 통증을, 선조는 역절풍(류머티즘관절염)을 앓아 온천수로 치료했다는 기록이 전해집니다.

관절염치료의 역사 또한 병의 역사만큼 오래됐습니다. 그중 인

인공관절 시술

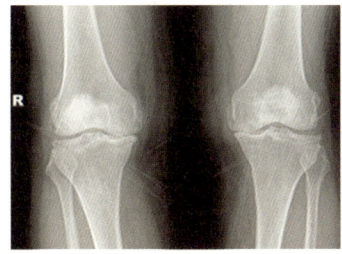 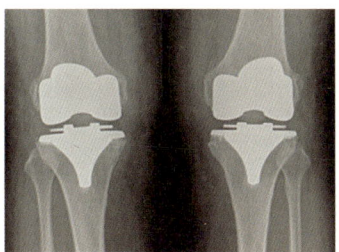

인공관절 시술 전(왼쪽), 후(오른쪽)의 무릎관절 X-ray

공관절이 개발되기 시작한 것은 1960년대로 영국 의사인 존 찰리(John Charnley)가 최초로 폴리에틸렌 인공관절을 고안해낸 것이 시작이었지요. 현재의 인공관절수술과는 차이가 있지만 존 찰리는 뼈를 붙이는 골시멘트를 이용해 견고한 고정을 시도, 인공관절시술 효과를 확대했습니다. 1970년대부터는 인공관절의 설계나 디자인, 표면처리나 재료, 수술 기법에 대한 연구도 활발히 이루어졌습니다. 최근에는 절개 부위를 최소화하고 각 관절에 맞는 부품을 세분화해 진행하는 부분인공관절치환술은 물론, 로봇이나 내비게이션을 활용한 인공관절수술까지 개발되었습니다. 아마 이러한 변화와 발전 덕에 지금까지도 많은 병원에서 '말기 관절염을 치료하는 방법은 인공관절뿐이다'라고 서슴없이 이야기하는 것이겠지요.

인공관절수술의 숨겨진 진실

줄기세포치료를 시작하기 이전의 저 역시 하루에도 3~4건씩 인공관절수술을 집도하던 인공관절 전문의였습니다. 뼈를 깎는 수술이라는 점에서 부담이 크지만 수술이 성공하면 일상생활은 물론 가벼운 운동도 가능하기 때문에 인공관절수술을 선택하는 환자가 많았지요. 자연스레 인공관절을 전문으로 하는 관절전문병원도 지역마다 생겨났습니다.

"인공관절수술을 받아도 괜찮을까요? 방송에선 임플란트수술처럼 간단하다고 설명하던데…."

저는 의사로서 수술의 위험과 부작용을 환자에게 상세하게 알리는 것이 직업적 소명이라 생각합니다. 환자 역시 정확한 정보를 갖고 신중히 고민한 후 수술 동의서에 사인을 하는 것이 맞습니다. 올바른 정보를 가진 환자일수록 수술 후 주의사항을 잘 지키고 재활에도 열심입니다. 그래서 인공관절에 대한 자세한 설명을 하고 나면 환자들은 대부분 그런 위험이 있는 줄은 몰랐다고 대답합니다.

하버드의대 캐츠(Jeffery N. Katz) 교수는 인공관절수술이 누구에게나 효과가 있는 것은 아니라고 주장했습니다. 관련 연구에서 인공관절수술을 받은 후 90일간의 사망률이 동세대 수술받지 않은 사람보다 0.5~1% 높다는 점과 인공관절수술 환자 중 20%는 수술 6개월 후에도 통증을 느낀다는 점을 지적했습니다. 또한 인공관절수술 외에 다른 치료법이 있다는 것을 강조했습니다. 하지만 대부분의 병원에서는 이러한 설명을 해주지 않지요.

의학이 발달함에 따라 인공장기에 대해 꾸준히 이야기되고 있기는 하지만, 사실 가장 좋은 방법은 '나의 신체조직을 죽을 때까지 건강하게 유지하며 사용하는 것'입니다. 치과에서 일하는 동료 의사는 치아의 대체물인 임플란트 역시 원래 자신의 이를 100% 대체할 수 없다고 말합니다.

"요즘 환자들은 임플란트 광고를 보고 별거 아닌 수술이라고 판단해 먼저 임플란트시술을 요구하는 경우가 있어요. 그런데 사실 임플란트가 그렇게 좋은 대체물은 아니에요. 본래의 치아가 가진 충격 흡수력이나 음식을 짓이기는 힘이 임플란트에는 없거든요. 수술 후 통증이 있거나 입맛이 변했다고 하는 환자도 많아요. 요즘에는 자신의 이를 잘 관리해 오래 쓰는 것이 최선이라는 것을 알리기 위해 따로 교육시간을 갖고 있습니다."

인공관절은 임플란트만도 못한 부분이 많습니다. 인공관절수술의 최대 부작용은 출혈과 감염입니다. 인체는 피가 돌고 살아 있는 조직입니다. 때문에 뼈를 깎으면 다량의 출혈이 발생하지요. 수술 기법의 발전으로 출혈의 양을 줄일 순 있어도 출혈 자체를 완전히 막을 수는 없습니다. 수술 시 각별한 주의가 필요한 이유입니다. 감염은 더욱 심각한 문제입니다. 인공관절이야 무기물로 만들어진 부품의 일종이기 때문에 문제가 없지만 이를 받아들이는 인체에는 수시로 감염이 나타납니다. 최근에야 수술실을 무균으로 만드는 공조 시설이 많이 갖춰졌지만 과거에는 이러한 시설이 부족해 감염이 일어나는 경우가 잦았습니다. 환자의 뼈를 자를 때 튀어나온 조각이 의료진의 옷에 닿아 감염이 발생하는 경우도 있어 요즘엔 수술을 진행할 때 우주복으로도 불리는 방염복을 입습니다. 하지만 아무리 감염 예방에 신경을 쓴다고 해도 전체 수술의 0.2~2%의 비율로 감염이 발생하곤 합니다.

환자에게 감염은 그야말로 재앙입니다. 염증이 생기거나 세균이 침투하면 그 균이 인공관절에 붙어 절대 사라지지 않습니다. 항생제치료로는 한계가 있습니다. 초기에 잡아내지 못하면 균이 인공관절에 일종의 막을 만들어 치료제가 전혀 침투하지 못하게 합니다. 결국 인공관절을 제거하는 수술을 해야만 하는데 재수술은 첫 수술보다 훨씬 복잡하고 위험한 데다 절개 부위도 더 커집니다. 수술은 처음 삽입했던 인공관절 제거를 시작으로 인공관절이 제거돼 비어 있는 공간을 임시 인공관절로 채우는 것으로 이어집니다. 이때 인공관절을 부착하는 물질로 항생제가 포함된 골시멘트가 사용됩니다. 이와 더불어 6~8주 동안 정맥을 통해 항생제를 꾸준히 투여해 염증 제거의 과정을 거치지요. 완전히 염증이 사라지고 나면 임시 인공관절을 제거하는 2차 수술을 진행, 그 자리에 새로운 인공관절을 넣는 마지막 수술을 시행합니다. 물론 모든 과정에서 감염에 노출되지 않도록 꼼꼼하고 철저한 준비는 필수입니다. 감염

증상은 수술 직후에 나타나기도 하지만 길게는 10년 가까이의 잠복 기간을 갖기도 합니다.

재수술의 원인은 감염 외에도 다양합니다. 뼈가 어긋나는 탈구, 관절 부위의 마모, 인공관절의 파손 등이지요. 인공관절이 흔들거리고 힘을 받지 못해 다시 수술하는 경우도 많습니다. 인공관절은 관절염 환자에게 새로운 무릎을 선물해주지만 지속적으로 관리하고 주의하지 않으면 새로운 문제를 일으킬 수 있습니다. 인공관절을 선물 받은 이상 언제나 조심 또 조심해야 합니다.

짧은 유통기한, 긴 통증

인공관절수술로 환자가 느끼는 가장 큰 불편은 바로 수술 이후 느끼는 통증입니다. 기본적으로 인공관절수술은 뼈를 깎아내야 하기 때문에 통증이 심한 편입니다. 수술 이후 적응기는 3개월 정도로 이는 뼈가 아물어 재생하는 데 걸리는 시간입니다. 수술 직후 심한 통증을 완화하기 위해 무통주사를 맞는 경우도 있지만 마약성 진통제를 오래 사용할 수는 없습니다. 길어봐야 일주일 남짓이지요. 이후 남은 적응 기간 동안에는 진통제를 복용하며 견뎌내야 합니다. 그런데 더욱 안타까운 것은 수술 환자의 20%가량이 수술 후 5개월이 지나서까지 통증에 시달린다는 것입니다. 인공관절을 삽입하면 무릎의 각도가 최대 130도까지 나오는데, 좌식문화에 익숙한 한국인은 이보다 큰 165도까지 무릎을 굽히며 생활하기 때문에 적응이 어려운 경우가 많습니다.

그 다음으로 꼽히는 인공관절의 단점은 짧은 수명입니다. 인공관절의 수명은 10~15년 정도이므로 백세시대라 불리는 요즘과 같은 시대엔 적어도 한 번쯤은 교체가 필요합니다. 물론 요즘 제품은 품질도 뛰어나고 관리의 중요성도 많이 알려져 20년까지 유지하는 경우도 더러 있지만 결코 영구적으로 사용하지는 못합니다. 인공관절을 장기간 사용하면 노후화로 인해 인공관절 내 위아래 금속이 맞닿을 위험이 있습니다. 운 좋게 인공관절이 상하지 않더라도 신체의 변화로 인한 교체가 필요한 경우도 있지요. 특히 여성은 중년 이후 골다공증이 발생할 확률이 매우 높고 이로 인해 뼈가 변화할 수 있습니다. 뼈가 푸석푸석해지고 금속을 받치는 힘이 약해지는 것이지요. 인공관절을 버텨내는 기반인 뼈 자체가 약해지면 더 크고 튼튼한 인공관절로 교체해야 합니다.

가령 보험적용이 가능한 65세에 처음 인공관절수술을 받았다고 가정하면 최대 세 번까지 재수술해야 할 수도 있습니다. 인공관절 수술은 반복될수록 사망률이 월등히 올라가는 고위험 수술이라는 점을 고려할 때 인공관절은 최대한 늦게, 가능하다면 아예 하지 않는 것이 최선입니다.

그러므로, 줄기세포

뼈는 한 번 자르면 그만입니다. 원상태로 되돌릴 수 없습니다. 부작용과 문제가 많은 치료는 최대한 마지막 보루로 남겨두어야 합니다. 그렇기 때문에 관절염이 중기까지 진행되었어도 연골을 재생시켜주는 재생치료를 시도해봐야 하는 것입니다. 뼈를 잘라내는 수술의 부담감과 위험을 내려놓고 누구나 시도해볼 수 있으니까요.

최근에는 1,000원짜리 지폐 절반 크기인 9cm^2 정도의 연골 손상까지 재생치료로 회복 가능하다는 연구 결과가 발표돼 고무적입니다. 게다가 엉덩이관절로 가는 혈류가 차단돼 뼈조직이 죽는 고관절 무혈성 괴사, 힘줄 및 근육 손상에도 적용할 수 있어 그 범위가 더욱 확대될 것으로 보입니다.

당뇨 환자는
수술받을 수 없다?

─● 건강한 사람만을 위한 인공관절술

중년에 접어들면 당뇨, 고혈압, 고지혈증, 비만, 심혈관계 죽상동맥경화증 등이 한꺼번에 찾아오는 대사증후군에 대한 관심이 높아집니다. 대사증후군 환자는 다른 질병에 걸릴 위험이 높고 만약 질병에 걸리면 치료가 매우 어려워지기 때문에 최대한 걸리지 않도록 주의를 기울여야 합니다. 건강한 관절을 위해서도 마찬가지입니다.

"연세가 있으셔서 인공관절을 권할 줄 알았는데 다들 안 된다 하더라고요. 당뇨도 높고 심장도 안 좋다고요."

대학병원을 전전하다가 지인의 소개로 병원을 찾은 환자와 보호자는 땅이 꺼져라 한숨을 쉬었습니다. 검사 결과를 보니 환자는 당뇨 조절이 잘되지 않는 상태였고 혈액 중에 걸쭉한 상태의 혈전이 많아 관련 치료를 받은 전력도 있었습니다. 대학병원에서는 이러한 검사 결과를 가지고서는 수술을 할 수 없다고 판단한 모양이었습니다.

"위험을 감수하고서라도 수술할 수 없을까요? 선생님이 인공관절수술을 잘한다고 해서 일부러 찾아온 건데요."

언뜻 대학병원 수련의 당시 인공관절수술 후 다리에 동맥경화 증상이 나타나 응급 상황에 빠진 환자가 기억났습니다. 환자는 인공관절수술이 잘되었다고 생각했지만 다리 혈관이 막혀 부어오르기 시작하자 삽시간에 위급 상황으로 치닫고 말았습니다. 약물을 투입해 혈전을 녹이는 항혈전증 치료를 진행했지만, 떨어진 혈전이 뇌나 심장으로 흘러 들어갈 위험이 있어 모니터링을 하며 상태를 지켜봐야 했습니다.

내원한 환자 역시 무리하게 인공관절수술을 진행할 경우 이러한 위험에 빠질 가능성이 매우 높았습니다. 결국 저 또한 수술을 할 수 없다는 결론을 내렸지요. 하지만 이대로 포기할 수는 없었습니다. 인공관절이 아닌 다른 가능성을 찾아야만 했습니다.

수술을 받을 수 없는 사람들

일반적으로 수술을 결정한 다음엔 모두가 피검사나 소변검사, X-ray와 혈류검사 등의 기본 검사를 받습니다. 환자가 수술을 받을 수 있는 상태인지를 확인하기 위해서지요. 이 검사에서 흔히 말하는 고위험군에 속하는 환자로 분류되면 수술은 보류됩니다. 수술이 환자의 질환을 오히려 악화시키고 심하면 생명을 앗아갈 수도 있기 때문입니다. 고혈압, 신장 질환, 경미한 혈관 장애(뇌경색)나 심장기능이상(심부전증)은 대표적인 고위험군 질환입니다. 이러한 질환은 환자가 마취를 하고 의식이 없는 상태에서 급작스러운 신체 변화나 이상 증상을 일으킬 위험이 있습니다.

관절염치료를 위한 인공관절치환술은 뼈를 깎는 수술로 통증의 정도가 매우 심하기 때문에 환자의 의식이 없는 상태에서도 몸은 통증에 대응하는 작용을 합니다. 혈압이 상승하는 것이 대표적인 증상이지요. 그런데 의식이 없는 상태에서의 혈압 상승은 매우 위급한 상황입니다. 특히 평소에 고혈압을 앓는 환자라면 혈압의 영향으로 혈관벽이 얇아진 상태이기 때문에 뇌출혈이나 심부전증이 일어날 수도 있습니다. 평소에는 경미한 증상만을 보이던 병변이 악화되거나 급성 증상으로 나타날 수도 있고요.

당뇨는 회복을 더디게 하는 대표적인 질환입니다. 당뇨가 조절되지 않으면 어떤 수술을 받든 경과가 더디게 나타납니다. 당뇨가 조절되지 않아 말초혈관과 신경이 모두 망가진 상태이기 때문입니다. 혈관에서 혈액이 잘 돌지 않으면 자연 치유가 제대로 이루어지지 않습니다. 당뇨 환자의 신체가 괴사하는 것도 이 때문입니다. 신경은 한 번 망가지면 긁히거나 부딪히는 통증을 잘 느끼지 못하고 염증 치유도 이루어지지 않습니다. 혈액이 돌지 않으니 치료조차 되지 않고요. 그렇게 점차 조직이 괴사하면서 상처가 더욱 커지는 것입니다. 게다가 당뇨로 인해 신장이 나빠지는 일도 종종 일어납니다. 우리 몸의 혈액은 모두 신장을 통과하는 과정을 거치는데 이 과정에서 당뇨로 인해 높아진 혈당이 신장을 조금씩 손상시키는 것이지요. 수술 이후 갑자기 신장이 나빠지는 환자가 생기는 이유가 바로 이 때문입니다.

고혈압, 당뇨와 함께 대사증후군 3종 세트로 꼽히는 고지혈증 역시 관절염 환자에게 어려운 질병입니다. 인공관절수술을 시행하면 혈관 속 피가 덩어리처럼 뭉쳐 돌아다니는 혈전증이 쉽게 생깁니다. 이를 막기 위해 수술 당일부터 다리를 움직이는 재활운동을 시작하는 거지요. 그런데 만약 관절염 환자가 고지혈증을 앓고 있다면 혈전이 생길 확률이 월등히 높아집니다. 만약 수술 과정에서 생긴 혈전으로 뇌나 심장으로 통하는 혈관이 막히기라도 하면 매우 심각한 문제가 생길 수 있습니다. 동맥경화가 나타나거나 심근경색, 뇌경색을 일으키기도 합니다.

이 밖에도 간염, 염증성 만성질환, 중증 이상의 골다공증 환자도 여러 위험 요인으로 인공관절수술을 받기 어렵습니다. 약으로 증상을 조절할 수 있거나 수술 전에 건강을 회복할 수 있다면 수술을 시도해볼 만하지만 그렇지 않다면 수술의 위험성과 효과를 철저히 비교한 후에 신중하게 판단해야 할 것입니다.

그럼에도 희망은 있다

"그렇다면 아버지는 진통제만 먹으면서 버티는 것 말고는 방법이 없나요?"

줄기세포치료가 세상에 나오기 전까지 고위험 관절염 환자를 위한 치료법은 전무했다고 할 수 있습니다. 약물과 인공관절수술만이 유일한 해결 방법이었던 당시로선 관절전문병원이나 대학병원에서도 수술의 위험이 높아 시행하기 어려웠기 때문이지요. 고위험 관절염 환자는 관절염과 만성질환이라는 이중고를 견디며 살아야 했습니다.

하지만 줄기세포치료는 인공관절수술을 받을 수 없는 고위험 환자에게 새로운 희망이 되었습니다. 답답한 현실에 돌파구가 되어주었지요. 앞서 이야기했듯이 줄기세포치료는 닳고 떨어져나간 연골을 재생시켜 근본적인 차원에서 관절염을 치료하는 방식입니다. 게다가 환자의 몸 상태에 크게 영향을 받지 않는다는 엄청난 장점을 가지고 있습니다. 제대혈줄기세포를 이식하면 환자의 몸 상태나 나이에 상관없이 줄기세포가 스스로 치료를 시작합니다. 환자의 몸에서 '조직이 떨어져나간 만큼' '훼손된 만큼' 연골을 최초의 모양으로 재생시키는 것이지요.

줄기세포치료가 점차 확대되면서 줄기세포치료로 병을 이겨낸 고위험군 관절염 환자의 치료 사례가 늘어나고 있습니다.

한 번 다친 관절은
되돌릴 수 없다?

─ 관절염으로 우울증까지

"선생님, 그런데 줄기세포치료 후에 다시 관절이 망가지면 어떻게 하나요?"

줄기세포치료와 관련된 자료를 찾던 중년의 여성 환자는 수첩과 펜을 챙겨 와 물었습니다. 불과 일주일 전만 해도 '관절염은 완치가 안 된다' '치료해도 그때뿐이다' '관절염은 평생 짊어지고 살아야 한다'는 진단을 받고 모든 치료를 포기하려던 환자였습니다. 오랜 속앓이를 끝내고 새로운 희망을 마주한 환자는 궁금한 것이 많아보였습니다.

사실 퇴행성관절염은 한 번 시작되고 나면 속도의 차이만 있을 뿐 계속해서 진행되는 질환입니다. 완치 후 재발하는 질환이라고 보기 힘듭니다. 하지만 환자는 염증이 생기면서 갑자기 통증이 심해지고 부기가 나타나기 때문에 관절염이 재발했다고 생각하기 쉽습니다. 수시로 통증이 찾아오기 때문에 '언제 다시 아플지 모른다'는 불안감에 일상생활을 마음 놓고 할 수도 없지요.

때문에 관절염 환자는 그야말로 '지긋지긋한 관절염'과 함께 평생을 살아가야 한다는 생각에 불안함을 느끼고 우울해합니다. 특히 통증이 심해졌다가 잦아지는 급성기를 반복하다 보면 관절염치료와 함께 우울증치료를 받아야 하는 경우도 종종 생깁니다.

일상의 파괴자, 관절염

"왜 자꾸 재발하는지 모르겠어요. 치료하면 괜찮다가 시간이 지나면 또다시 통증이 시작되니 일상생활을 제대로 할 수가 없어요. 친구들과 여행간 게 언제인지 기억나지도 않아요. 이렇게 사느니 인공관절수술을 하는 게 낫지 않을까요?"

환자는 10여 년 전 관절염 진단을 받은 후 인대와 주변 근육을 강화시키는 프롤로인대강화주사와 일시적으로 통증과 부기를 가라앉히는 스테로이드호르몬주사, 관절 내부의 염증조직을 제거하는 내시경수술 등을 받았습니다. 그렇게 오랜 기간 병원을 전전하다 보니 일상이 망가져 정신과 치료까지 받고 있는 상태였지요.

흔히 인공관절을 원하는 환자에게 운동이나 체중 조절과 같은 처방을 내리고 그 중요성을 강조하곤 합니다. 하지만 우울증을 앓고 있는 환자에게는 이런 처방이 조심스럽습니다. 자칫 환자가 비난받는다고 느낄 수 있기 때문입니다. 더욱 조심할 수밖에 없지요.

"환자들 중에는 인공관절이 20대 무릎처럼 엄청나게 튼튼한 관절을 만들어준다고 생각하는 분들이 있습니다. 사실 인공관절은 결코 그 정도 수준은 아니거든요. 거동조차 못해 일상생활을 하지 못했던 환자가 일상생활을 누릴 수 있고, 여행을 가고, 가벼운 운동을 할 수 있게 해주는 정도입니다. 게다가 인공관절은 최후의 치료 수단이에요. 인공관절수술을 받았는데도 결과가 안 좋으면 그땐 더 이상 할 수 있는 치료가 없어요. 때문에 한 번 더 생각하라고 말씀드릴 수밖에 없습니다."

나이, 위험, 재발 없는 3無 치료법

"관절염이 재발하지 않으려면 어떻게 해야 할까요?"

환자에게 이 질문을 던지면 대게 의아하다는 표정을 짓습니다. 답이 너무 뻔한 질문이기도 하고, 자신이 다녔던 어느 병원에서도 해결해주지 못한 문제이기 때문입니다.

관절염이 재발한다고 느끼는 것은 수시로 심한 통증이 찾아오기 때문입니다. 그렇다면 이러한 통증은 왜 찾아오는 것일까요? 무릎의 연골과 연골판에 부딪히고 찢기는 자극으로 인해 염증이 생겼기 때문입니다. 때문에 줄기세포치료를 통해 연골판과 연골을 재생시켜 원래대로 튼튼하게 만든다면 급성 통증은 해결할 수 있습니다. 게다가 인공관절수술과 달리 줄기세포치료는 재수술에 제약이 없습니다. 연골이 안착되었다가 다시 마모가 시작되면 줄기세포를 재이식하면 됩니다. 위험 요소도 없고 횟수의 제한도 없고 연령의 제한도 없습니다.

줄기세포치료는 관절염 환자에게는 새로운 희망입니다. 줄기세포치료는 많은 실험과 임상을 통해 그 효능을 공인받았고 성공 사례도 쌓여가고 있습니다. '관절염 해결의 답은 인공관절뿐이다' '관절염은 완치가 되지 않는다'는 낡은 치료 원칙이 깨치고 새로운 희망이 공유된다면 관절염 완치를 경험하는 환자도 많아지리라 기대합니다.

그리스 신화의 프로메테우스는 인간에게 불을 가져다준 죄로 바위에 묶여 독수리에게 간을 뜯기는 형벌을 받습니다. 프로메테우스는 끝없는 고통에 차라리 죽음을 택하고 싶지만 신의 형벌로 상처가 재생돼 그마저도 여의치 않지요. 그런데 이 신화 속 일이 현실에서 일어나고 있습니다. 줄기세포를 활용한 치료가 인간 신체의 재생의 꿈을 실현시키고 있습니다.

3

한계는 없다!
기적의
줄기세포치료

한계를 뛰어넘는
만능세포

기적을 실현하다

2014년 유니버시티칼리지런던 신경학연구소 제프리 레이즈먼 (Geoffrey Raisman) 박사는 코에서 줄기세포를 추출해 손상세포에 이식하여 척수를 되살리는 데 성공했습니다. 흉기에 찔려 하반신이 마비된 소방대원은 신경섬유의 재생을 돕는 줄기세포치료를 통해 보조기를 차고 발을 옮길 수 있을 정도로 회복됐습니다. 6개월 만에 난간을 붙잡고 걷는 남자를 보며, 제프리 레이즈먼 박사는 "인류가 달에서 걷는 것보다 감동적"이라며 줄기세포치료의 경이로움을 표현하기도 했지요.

하반신 마비 환자가 다시 걷는 놀라운 일을 확인한 후, 전 세계는 줄기세포에 대한 관심으로 뜨거워졌습니다. 사람들은 '한 번 끊어진 신경은 되돌릴 수 없다'는 인체의 한계를 극복했으니 한 번 닳으면 재생되지 않는 연골도, 한 번 망가지면 원상태로 되돌릴 수 없는 뇌도 재생이 가능하지 않을까 하는 기대를 품게 되었습니다. 그리고 이러한 희망은 의학 발전과 함께 점차 현실이 되고 있습니다.

무한한 가능성의 가지

우리 몸은 생명활동을 하는 최소 단위인 세포로 이루어져 있습니다. 이 세포들은 신체 내에서 태어나고 죽기를 반복하면서 일정한 양을 유지하지요. 우리 몸에는 60~70조 개의 세포가 있는데, 모양과 기능에 따라 피부세포, 간세포, 뇌세포, 근육세포 등으로 나뉘며 그 종류만도 210여 개가 넘습니다.

줄기세포가 발견되기 이전 인체의 한계는 명확했습니다. 몸을 이루고 있는 세포는 자신과 동일한 세포만을 만들어낼 수 있고 그 수도 정해져 있다고 여겼지요. 간세포는 간세포로만, 피부세포는 피부세포로만 재생된다고 말이지요. 특히 분열할 수 없는 적혈구와 신경세포는 수명이 다하거나 손상을 입으면 그대로 사멸하기 때문에 한 번 파괴되면 하반신 마비와 같이 치명적인 장애를 가진 채 평생을 살아가야 했습니다.

그런데 줄기세포가 발견된 이후 모든 것이 달라졌습니다. 줄기세포는 스스로 분열하여 자신과 똑같은 세포를 계속해서 만들어낼 수 있기 때문이지요. 게다가 신체의 모든 세포로 변화할 수도 있습니다. 실험실에서 배양한 줄기세포를 근육에 이식하면 근육세포가 되고 뼈에 이식하면 뼈세포가 됩니다. 마치 하나의 뿌리에서 무수한 가지가 뻗어나가는 것과 같다 하여 줄기세포(stem cell)라는 이름을 얻었습니다.

사실 인류 역사에서 줄기세포라는 용어가 등장한 것은 오래 전입니다. 줄기세포 연구가 활발히 이루어지기 전인 1800년대부터 '특정 세포가 다른 세포를 만들 수 있다'는 개념은 이미 알려져 있던 사실이었지요. 이후 1908년 베를린에서 열린 혈액학회에서 러시아 조직학자 알렉산더 막시모프(Alexander Maksimov)가 줄기세포라는 단어를 처음 언급하며 세상에 등장했습니다. 현재 줄기세포 연구는 성체줄기세포와 배아줄기세포, 유도만능줄기세포를 중심으로 이루어지고 있습니다.

줄기세포의 존재가 실제 확인된 것은 1963년 어니스트 매컬러(Ernest McCulloch)와 제임스 틸(James Till)이라는 캐나다 과학자에 의해서입니다. 두 과학자는 쥐의 골수에서 새로운 혈액세포를 생성하는 줄기세포를 처음으로 발견했습니다. 바로 성체줄기세포(adult stem cell)였지요. 이후 1978년에는 태아의 탯줄에 담긴 혈액(제대혈)에서도 성체줄기세포를 발견해 성체줄기세포를 추출할 수 있는 부위가 한 군데 더 늘어나게 되었습니다. 하지만 줄기세포가 본격적으로 세간의 관심을 받게 된 것은 이후로도 한참 뒤의 일입니다.

배아줄기세포(embryonic stem cell)에 대한 연구는 성체줄기세포 발견 20년 후인 1981년이 되어서야 시작되었습니다. 에반스(Matin Evans)와 카프먼(Matthew Kaufman) 박사가 쥐의 배아에서 배아줄기세포를 발견한 것입니다. 이후 1998년에는 위스콘신대 톰슨(James Thomas) 박사가 인공수정을 하고 남은 배아에서, 존스홉킨스대의 기어하트(John Gearhart) 교수가 유산된 태아의 성체세포에서 각각 인간 배아줄기세포를 추출해냈습니다. 이때부터 배아줄기세포에 대한 본격적인 연구가 시작됐습니다.

2006년에는 줄기세포치료의 또 다른 전환기라 할 수 있는 유도만능줄기세포(induced pluripotent stem cell, IPS cell/iPSC)가 세상에 처음 알려졌습니다. 일본 교토대 야마나카 신야 박사가 쥐의 세포로 유도만능줄기세포를 만든 것이지요. 이듬해 야마나카 박사와 톰슨 박사는 각각의 연구팀에서, 성인의 피부세포를 ― 수정란에서나 얻을 수 있는 ― 배아줄기세포와 비슷한 상태로 전환했다고 발표했습니다. 유도만능줄기세포는 피부세포나 근육세포와 같은 체세포에 특정 유전자를 주입시켜 만든 줄기세포이기에 수정란을 사용하는 배아줄기세포에 비해 윤리적으로 자유롭습니다. 그런 이유로 세계적으로 큰 주목을 받고 있습니다.

줄기세포가 '만능'일 수 있는 이유

줄기세포는 엄청난 잠재력과 가능성 때문에 '만능줄기세포'로도 불립니다. 그런데 이러한 잠재력과 가능성은 어디서 비롯된 것일까요? 많은 과학자들이 줄기세포의 비밀을 풀고자 수많은 연구를 거듭한 결과 줄기세포의 뛰어난 자가복제 능력과 분화 능력이 그 비밀이었음을 밝혀냈습니다.

줄기세포의 자가복제 능력과 분화 능력은 세포 단위의 치료를 가능하게 합니다. 배양된 줄기세포를 피부에 이식하면 피부세포가 되고, 심장에 이식하면 심장근육세포가 됩니다. 게다가 한번 만들어지면 그 양을 늘릴 수 없는 신경세포로도 분화가 가능하지요. 때문에 줄기세포치료는 현대 의학이 해결하지 못해 불치병이라 이름 붙여진 다양한 질환들을 해결할 수 있는 희망으로 주목 받는 것입니다. 현재 수많은 줄기세포 연구진은 탈모나 퇴행성관절염부터 알츠하이머병, 뇌경색, 파킨슨병, 심근경색, 진폐증, 백혈병, 다발성경화증, 만성신부전증, 근위축성측색경화증(루게릭병)까지 다양한 의학 분야에서 줄기세포를 적용해 활발한 연구를 하고 있습니다.

불치병의 울타리를 뛰어넘다

프로메테우스의 간

그리스 신화에 나오는 프로메테우스는 인간에게 불을 가져다준 죄로 바위에 묶여 날마다 독수리에게 간을 뜯기는 형벌을 받습니다. 프로메테우스는 끝없는 고통 속에서 죽음을 원하지만 간이 재생되기 때문에 그조차 할 수 없습니다. 프로메테우스의 간이 재생되는 것처럼 죽은 세포를 되살리는 일이 현실에서도 이루어지고 있습니다. 바로 줄기세포를 활용한 치료입니다.

인체에는 기본적으로 줄기세포가 존재합니다. 어머니 뱃속에 있을 때 가장 많았다가 점차 그 수가 줄어듭니다. 자가치유 능력이 있는 줄기세포가 줄어들면서 각종 조직과 장기를 유지하고 관리하는 능력도 떨어지지요. 나이가 들수록 상처가 잘 아물지 않고 가벼운 감기도 오래가는 이유입니다.

줄기세포는 세포 단위에서 질병을 치료합니다. 손상된 곳을 새로운 세포로 대체합니다. 아픈 인체에 건강한 줄기세포를 주입하면 질병이 낫고 상처가 아물 수 있습니다. 더 나아가 현대 의학이 불가능하다고 했던 신경재생이나 장기재생도 가능합니다.

사실 줄기세포치료는 우리가 모르는 사이 이미 이루어지고 있었습니다. 골수에서 혈액세포를 만드는 성체줄기세포가 발견된 이래, 혈액암(백혈병)은 불치병이라는 오명을 벗었습니다. 골수이식을 받은 혈액암 환자는 이식 받은 줄기세포의 영향으로 건강한 피를 다시 생산할 수 있습니다. 50여 년 전부터 줄기세포치료는 이루어지고 있었던 것입니다.

— 줄기세포가 재생의학을 이끌다

프로메테우스의 간과 달리 인체의 회복 능력은 제한적이지요. 인간의 사지는 한번 잘려 나가면 꿰매어 붙이지 않는 한 다시 자라나지 않습니다. 때문에 인류의 치유 능력을 한 단계 끌어올리는 줄기세포치료와 더불어 재생의학에 대한 관심 또한 커지고 있습니다.

재생의학은 손상으로 인해 자연 치유가 어려운 조직을 건강한 상태로 되돌리는 치료법을 연구하는 의학 분야입니다. 심장이나 폐, 신장, 간에 심각한 질환이 있어 장기이식을 기다리는 환자나 파킨슨병, 당뇨병처럼 완치가 불가능한 병을 가진 환자에게 재생의학은 완전히 새로운 방식의 치료법입니다. 환자의 줄기세포를 추출해 실험실에서 배양한 후 다시 환자의 문제 부위에 주입하면 줄기세포가 손상된 장기를 회복시키는 방식이지요. 일례로 인슐린 분비가 잘 되지 않는 당뇨병 환자는 인슐린을 분비하는 췌장에 줄기세포를 이식해 치료할 수도 있습니다. 건강한 줄기세포가 손상된 췌장세포를 대체하면 인슐린 생산 기능이 좋아져 당뇨병이 완치됩니다. 이렇게 줄기세포 이식을 통한 세포 치료나 생리 활성 물질에 의한 재생유도, 배양된 조직이나 기관을 이식하는 것 모두 재생의학에 포함됩니다. 그중에서도 줄기세포치료는 가장 실현 가능성이 높고 효과도 확실한 방법으로 꼽힙니다.

재생의학의 중심 줄기세포 세 가지

현대 의학에서는 재생의학에 쓰이는 줄기세포를 얻기 위해서 성체줄기세포와 배아줄기세포, 유도만능줄기세포를 이용합니다. 그중 가장 활발히 연구가 이루어지고 있는 것은 성체줄기세포입니다.

사람의 골수와 지방, 제대혈에서 얻을 수 있는 성체줄기세포는 뼈와 간, 혈액 등 장기세포로 분화되기 직전의 원시세포를 말합니다. 신체 장기를 재생하는 능력을 가지고 있지요. 난자를 사용하지 않고도 채취할 수 있기 때문에 윤리 문제에서 자유롭습니다. 조직이 손상을 입기 전까지 조용히 존재하다가 질병이나 부상이 일어나면 분열을 시작합니다. 다만 나이가 들수록 인체 내의 줄기세포 수가 감소하기 때문에 효능면에서는 배아줄기세포에 미치지 못한다고 알려져 있습니다. 골수나 탯줄에서 채취할 수 있는 조혈줄기세포와 중간엽줄기세포에 대한 연구가 가장 활발히 이루어지고 있으며, 최근에는 상당량의 줄기세포가 존재한다고 알려진 지방조직에 대한 연구도 한창입니다. 성체줄기세포는 정해진 세포로만 부화하고, 자신의 세포를 사용하면 유전자 불일치 문제에서 자유로워 비교적 안전한 세포로 알려져 있습니다.

배아줄기세포는 수정란이 발달해 14일이 지나지 않은 상태(배반포)에서 얻을 수 있습니다. 배아줄기세포는 이제 막 생명활동을 시작한 세포이기 때문에 건강합니다. 게다가 아직 장기로 발달하기 전의 줄기세포인 만큼 모든 신체 장기로 분화해 성장할 수 있어 효용성이 크지요. 하지만 면역거부반응이나 윤리적 문제 등이 남아 있습니다. 면역거부반응은 타인의 세포가 몸에 들어왔을 때 면역시스템이 외부에서 들어온 세포를 파괴하는 것으로, 면역적합성이 맞지 않으면 주입된 줄기세포가 그대로 파괴될 수 있습니다. 게다가 윤리적 문제는 배아줄기세포 연구를 가로막는 가장 큰 화두입니다. 사람의 수정란에서 얻어야 하기 때문에 반드시 난자를 사용해야 하지만 이를 법적으로 허용하는 나라가 드물기 때문입니다. 게다가 분화가 잘 되는 배아줄기세포의 특성 상 암으로 발전할 위험도 지적받고 있습니다.

유도만능줄기세포는 역분화줄기세포라고도 불리며 비교적 최근에 만들어진 줄기세포입니다. 일본 교토대 과학자 야마나카 신야가 2006년에 처음 생성에 성공해 2012년 노벨의학상을 받았습니다. '역분화'란 어른이 된 자신의 세포를 유전자 조작을 통해 배아 시절 세포로 되돌린다는 뜻입니다. 성인의 세포를 초기 배아 수준의 줄기세포로 만들어서 채취하기 때문에 이러한 이름이 붙여졌습니다. 유도만능줄기세포는 배아줄기세포와 거의 비슷한 능력을 갖고 있기 때문에 매우 유용하다고 알려져 있습니다. 게다가 실제 다른 사람의 난자를 사용하거나 체세포의 복제 과정을 거치지 않아도 돼 면역거부반응도 해결할 수 있습니다. 하지만 역사가 짧은 만큼 여전히 많은 연구가 필요한 것도 사실입니다.

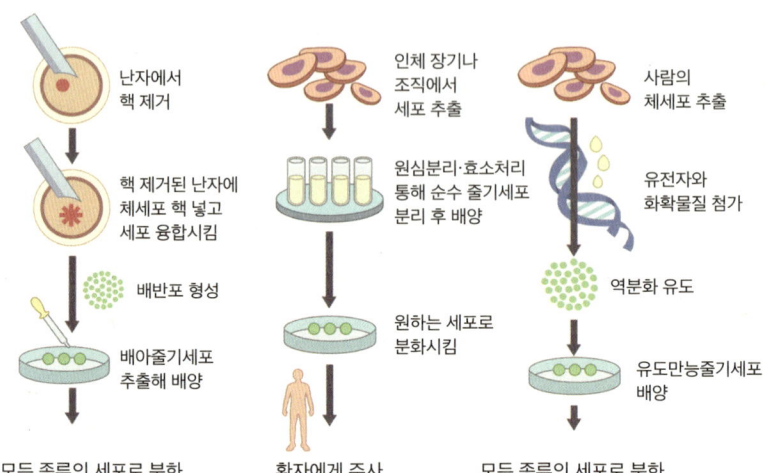

배아줄기세포 · 성체줄기세포 · 유도만능줄기세포 비교

	배아줄기세포	성체줄기세포	유도만능줄기세포
세포 제조를 위한 기본 재료	불임 부부에게서 받은 냉동 배아	인체의 대부분의 장기 및 조직에 분포	인간의 모든 체세포 (성숙한 세포)
세포 체외증식 능력	거의 무한대로 증식	매우 제한적	거의 무한대로 증식
분화 능력	인체를 구성하는 모든 종류의 세포로 분화 가능	정해진 세포로만 분화	인체를 구성하는 모든 종류의 세포로 분화 가능
이식에 따른 부작용	동물에 이식한 경우 암 발생 가능성 있음	유전자형이 일치하면 부작용 적음	유전자 조작이 이루어지므로 유전자 측면에서 불안정할 가능성 있음
윤리성 논란	있음	없음	없음

〈자료: 보건복지부〉

치유를 넘어 재생까지

환자와 보호자는 줄기세포를 통해 불치병이 완치될 수 있기를 소망합니다. 줄기세포를 이용하면 질병에 걸린 장기를 건강하게 만들 수 있고 원래의 기능도 되살릴 수 있기 때문입니다. 현재 백혈병이나 심근경색, 악성 종양을 위한 치료법에 줄기세포의 재생 능력을 적용시키기 위한 다양한 연구가 거듭되고 있습니다. 하지만 실제 의료 현장에서 실현되기까지는 아직 가야 할 길이 먼 것도 사실입니다.

게다가 의료계 안팎에서 들리는 우려의 목소리도 만만치 않습니다. 우리나라를 포함한 전 세계 정부에서 줄기세포치료에 까다로운 기준을 제시하고 있습니다. 또한 윤리 문제도 여전히 민감한 이슈입니다. 특히 우리나라의 안전망은 훨씬 더 촘촘한 편입니다. 일본이 배아 연구와 배아복제를 허용하고 중국이 치료 목적의 복제 연구를 인정하는 것과 달리, 우리나라에서는 임신 외 목적으로 인공 배아를 생성하는 것 자체를 금지하고 있습니다.

의료업계도 '안전하고 치료 효과가 있다'는 것이 입증된 후에야 임상시험이나 판매를 허가합니다. 일례로 국내에서 개발된 연골재생 줄기세포치료제(카티스템)의 경우 11년간 270억 원을 투자한 후에야 식약처로부터 품목 허가를 받을 수 있었습니다.

현재까지 개발된 줄기세포치료제가 만병통치약이라고 할 수는 없지만 그렇다고 허상도 아닙니다. 많은 노력과 시간을 투자해 연구해온 과학의 성과입니다. 이제껏 의학이 극복하지 못했던 불치병의 울타리를 뛰어넘은 치료법으로 우리 일상에도 적용되고 있습니다. 인간이 가진 자연 치유 능력의 한계를 넘어 기능과 조직의 재생까지 가능하게 함으로써 현대 의학의 오래된 한계를 극복하는 중입니다.

관절 건강의 열쇠, 줄기세포

퇴행성관절염과 줄기세포

퇴행성관절염은 줄기세포치료 연구와 상용화가 일찍 이루어진 분야입니다. 관절은 나이가 들면 그 기능을 잃어버리는 대표적인 조직입니다. 특히 연골과 연골판은 재생되지 않는 조직이기 때문에 특별한 해법을 찾기 어려웠습니다. 지금까지 퇴행성관절염 환자는 통증을 조절하거나 진행 속도를 늦추는 치료를 받다가 결국 인공관절수술을 받아야만 했습니다. 인공관절은 완치가 아니라 '대체물'의 역할을 할 뿐이지만, 당장 걸을 수 없는 관절염 환자에게는 일상생활을 가능하게 해주는 인공관절수술만이 유일한 해결책으로 여겨지곤 했지요. 하지만 인공관절수술을 받은 환자는 다리 변형이나 통증, 재수술의 부담을 안고 살아가야 하는 현실입니다.

근본적으로 조직을 원상태로 회복시키는 줄기세포치료는 이러한 관절 치료의 한계를 뛰어넘는 획기적인 치료입니다. 줄기세포치료를 받으면 손상된 연골과 연골판을 치유하고 재생시킬 수 있습니다. 연골이 재생되면 죽을 때까지 자신의 관절로 살 수 있습니다. 인공관절을 선택하지 않아도 되고 통증으로부터 자유롭게 생활할 수 있는 것입니다.

─ 관절을 위한 줄기세포치료법

물론 줄기세포치료 이전에도 연골을 재생하려는 노력이 아주 없었던 것은 아닙니다. 인위적으로 피를 통하게 해서 재생을 유도하기도 하고(미세천공술), 혈액 중 일부만을 분리한 후 손상된 연골에 주입해(PRP) 재생을 돕기도 했습니다. 연골이 사라진 부위에 자신의 건강한 연골세포를 이식해(자가연골이식술, 자가연골이식배양술) 이전 상태로 되돌리려는 노력도 있었습니다. 이러한 치료는 약물치료와 인공관절수술이라는 양극단 사이에서 관절 수명을 늘렸다는 평가를 들어왔습니다. 하지만 일관된 치료 효과를 기대할 수 없다는 점, 나이에 따라 치료에 제한이 생긴다는 점 등이 한계로 지적되곤 했습니다. 이에 반해 줄기세포치료는 연령에 상관없이 치료가 가능하고 일정 수준 이상의 치료 효과를 기대할 수 있어 획기적인 관절치료 방법으로 주목받고 있습니다.

줄기세포치료는 크게 '약'의 형태인 줄기세포치료제와 '시술' 형태의 줄기세포치료술로 나눌 수 있습니다.

줄기세포치료제는 연골 손상이 일어난 부위에 주사제를 주입하거나 뿌리는 방식입니다. 법적으로 줄기세포치료제를 시판하기 위해서는 엄격한 개발 및 승인 과정을 거치고 임상시험까지 마쳐야 합니다. 현재 국내에는 임상시험을 거쳐 식약처에서 신약으로 승인된 줄기세포치료제가 5종 이상 시판되고 있습니다.

줄기세포치료술은 환자의 골수나 지방에서 채취한 줄기세포에 최소한의 조작만을 한 뒤 다시 환자에게 주입하는 방식입니다. 줄기세포치료제와 가장 다른 점은 환자 자신의 줄기세포를 사용한다는 점입니다. 별도로 승인된 의료기기를 이용해 환자의 몸에서 추출한 줄기세포를 사용하기 때문에 면역거부반응이나 부작용의 위험이 적다는 장점이 있습니다.

또한 줄기세포치료는 이전의 재생치료에 비해 재생 효과가 뛰어나다는 장점이 있습니다. 재생되는 연골도 이전의 미세천공술과 달리 연골의 종류 중 하나인 초자연골로 재생돼 내구성이 강합니다. 특히 줄기세포치료제 중 하나인 카티스템은 남녀노소를 가리지 않고 치료할 수 있으며 적용 가능한 손상 부위의 크기가 2~9cm^2로 비교적 넓습니다. 지금까지의 임상시험 결과 본인 연골의 70~80%까지 회복되는 것으로 확인돼 더욱 많은 관절염 환자에게 확대 적용할 수 있을 것이라 기대합니다.

─ 관절염에 특히 효과가 좋을 수밖에 없는 이유

기존의 관절염치료와 비교했을 때 줄기세포치료의 장점은 매우 명확합니다.

첫째, 연골을 재생시키는 줄기세포치료는 부작용이 거의 없습니다. 자신의 줄기세포를 이용해 치료하는 경우, 합병증과 부작용이 보고된 사례가 없다고 해도 무방합니다. 타인의 줄기세포를 이용하는 치료도 제대혈이라는 특수한 조직을 사용하기 때문에 면역거부 반응을 일으키지 않습니다.

둘째, 회복이 빠릅니다. 종류에 따라 주사, 관절내시경, 최소절개의 형태로 이루어지는 줄기세포치료술은 최소 10cm 절개가 필요한 인공관절수술과 비교해보면 회복 기간이 월등히 빠릅니다. 조직을 해치지 않기에 수술로 인한 통증도 적습니다.

셋째, 줄기세포치료제는 적용 대상을 가리지 않습니다. 인공관절수술이 65세 이상의 말기 관절염 환자를 주요 대상으로 하고 고위험 환자는 제외시키는 등 조건이 까다로운 반면 줄기세포치료는 남녀노소 모두에게 적용할 수 있습니다.

　마지막으로 줄기세포치료는 퇴행성관절염뿐만 아니라 다른 질환에도 적용할 수 있습니다. 반월상연골이 손상된 경우, 연골 대신 줄기세포를 이식하면 통증 감소는 물론 연골재생 효과를 볼 수 있습니다. 인대가 파열됐을 때도 관절내시경으로 인대재건술을 하면서 줄기세포를 주입하면 인대의 자연적 치유를 유도할 수 있습니다. 이제는 무릎뿐만 아니라 어깨, 발목, 손가락, 발가락 등 치료 범위를 점차 확대해가고 있습니다.

plus page

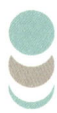

줄기세포 이전의 재생치료

손상된 연골을 건강한 상태로 되살리는 치료는 관절염을 연구해온 많은 의사들의 오랜 목표였습니다. 때문에 줄기세포치료가 등장하기 전에도 연골재생을 위한 여러 노력이 계속돼왔지요. 미세천공술, PRP주사, 자가연골이식술, 자가연골배양이식술은 효과가 입증된 연골재생 치료법입니다. 다만, 대부분 초기 관절염 환자에게만 적용된다는 한계가 있었습니다.

◯ 미세천공술

손상 정도는 크지 않지만 약물치료로 효과를 보지 못하는 환자에게 제안할 수 있는 치료법입니다. 미세천공술은 손상 부위에 작은 구멍을 내고 골수세포가 흘러나오도록 해 연골의 재생을 돕는 수술입니다. 2cm² 이하의 비교적 작은 손상 부위를 치료할 때 적용할 수 있습니다. 자신의 골수가 어느 정도 연골을 재생시킬 능력이 있어야 하기에 주적용 연령은 15~45세로 비교적 젊습니다. 다만 미세천공술로 만들어지는 연골은 '섬유연골'로 기존 '초자연골'이 지닌 내구성의 60%에 그쳐 효과가 높지 않고 다시 떨어져 나갈 확률이 높습니다.

◯ PRP주사

혈액에서 혈소판풍부혈장(PRP; Platelet Rich Plasma)을 분리해 손상 부위에 주입하는 치료입니다. PRP로 추출된 혈소판에는 세포의 재생에 필요한 성장인자가 많이 들어 있어 DNA와 세포 증식을 촉진시키고 재생을 유도하는 효과가 있습니다. 연골보다는 인대나 주변 조직의 손상 회복에 효과가 있습니다. 본인의 혈액을 사용하기 때문에 부작용이 적다는 장점이 있지만 여러 번 반복해 치료해야 하고 인대가 강화되기까지 시간이 걸린다는 것이 단점입니다. 최근에는 PRP 성분의 수치만으로는 치료 효과를 논하기에 다소 무리가 있다는 지적도 있습니다.

○ 자가연골이식술

체중 부하를 받지 않는 건강한 무릎연골의 일부를 떼어내 손상 부위에 심어주는 치료법입니다. 주로 퇴행성관절염이나 외상에 의해 관절연골이 손상된 환자에게 적합하며, $2cm^2$ 이하로 손상 범위가 작은 경우에만 시술할 수 있습니다. 환자 자신의 연골조직을 채취하여 수술하기 때문에 부작용이나 면역거부반응이 없지만 떼어낸 연골 부위에서 통증이 발생할 수 있습니다.

○ 자가연골배양이식술

자가연골이식술에서 한 단계 발전한 형태의 치료법입니다. 자신의 연골 일부를 떼어내서 이를 배양시킨 후 손상된 연골 부위에 이식합니다. $3cm^2$ 내외의 비교적 큰 연골 손상도 치료할 수 있고, 자기 연골을 사용해 부작용이 적다는 점도 장점입니다. 하지만 배양된 연골이 잘 안착하기 위해서는 환자가 50세 미만의 비교적 젊은 나이여야 합니다. 게다가 떼어낸 연골을 약 4주간의 배양 기간을 거친 후 이식해야 하므로 한 달의 시간이 걸리고 수술을 두 번 해야 한다는 번거로움이 있습니다.

나에게 맞는
치료법을 찾아라

인간의 '몸'에서 추출한 줄기세포

현재 줄기세포 연구 중 가장 활발히 연구가 이루어져 활용되고 있는 분야는 성체줄기세포입니다. 골수나 지방, 피부 등 인체에 있는 성체줄기세포를 이용해 피부 회복이나 탈모 치료 등에 두루 쓰이고 있지요. 허벅지나 뱃살에서 지방을 빼낸 후 그 속에서 줄기세포를 추출해 원하는 부위에 주사기로 주입하는 방식이기 때문에 시술 자체도 매우 간단합니다. 퇴행성관절염치료도 비슷한 형태로 이루어집니다.

앞서 설명했듯 성체줄기세포는 우리 몸에 존재하는 줄기세포입니다. 자가증식이 가능하고 특정 조직의 세포로 분화할 수 있기 때문에 효용성이 매우 큽니다. 게다가 자가성체줄기세포를 이용할 경우 면역거부반응을 일으키지 않고, 분화가 안정적이어서 암세포로 전이될 가능성이 적습니다. 성체줄기세포는 탯줄 혈액인 '제대혈'에서 추출해내거나 성인의 '골수'와 '지방'에서 추출해 얻습니다. 현재 상당수의 성체줄기세포 연구가 임상 적용 단계까지 발전해 있습니다.

성체줄기세포를 활용한 관절염치료법은 크게 세 가지로, 제대혈을 이용한 '줄기세포치료제'와 '자가골수줄기세포 연골재생술' '자가지방줄기세포 연골재생술'이 있습니다. 줄기세포치료는 대표적인 환자 맞춤형 치료입니다. 환자의 연령과 증상, 병의 진행 단계, 재활 기간 등을 모두 따져 환자 맞춤의 치료법을 선택해 적용할 수 있습니다.

'제대혈'을 이용한 줄기세포치료제

제대혈을 이용한 줄기세포 치료제에는 '동종제대혈유래 성체줄기세포치료제'라는 설명이 붙습니다. 말이 어렵게 느껴지지만 단어 하나하나를 따져보면 결코 어렵지 않습니다. '동종'은 같은 종, 즉 인간을 이야기하며 '제대혈유래'란 인간 탯줄의 혈액인 제대혈에서 채취했다는 의미입니다. '성체'란 앞서 설명한 것처럼 배아 상태가 아닌 인간에게서 뽑아낸 줄기세포라는 뜻이므로, 간단히 말해 탯줄의 혈액에서 뽑아낸 인간의 줄기세포인 것입니다.

탯줄에서 추출한 제대혈은 다른 성체줄기세포가 갖고 있는 노화로 인한 결함에서 자유롭습니다. 타인의 성체줄기세포를 이용했을 때 나타날 수 있는 면역 거부반응 또한 없지요. 품질 면에서도 엄격한 품질관리가 이루어지고 있어 환자의 줄기세포를 사용하는 것보다 일정한 치료 효과를 기대할 수 있다는 장점이 있습니다.

제대혈에는 연골조직으로 분화되는 중간엽성체줄기세포가 많이 포함되어 있는데 이 성분이 연골 손상 치료제로 사용됩니다. 앰플에 담긴 완제품을 손상 부위에 주입하면 염증을 가라앉히고 연골기질을 분해하며 단백질 활동을 억제하는 등 복합적인 작용을 해 손상된 연골을 재생시킵니다.

과거에는 마취 후 무릎을 절개해 줄기세포치료제를 직접 주입하는 수술이 이루어졌지만 최근에는 관절내시경을 이용한 비절개수술이 많아지고 있습니다. 수술 시간은 1시간 내외입니다. 하지만 미세천공술을 시행한 후에 치료제를 채우는 방식이기 때문에 입원치료가 필요하며 치료비 부담이 크다는 점도 고려해야 합니다.

‘골수’와 ‘지방’을 이용한 줄기세포재생술

자가줄기세포치료술은 환자의 골수와 지방에서 추출한 줄기세포를 이용합니다. 자신의 줄기세포를 이용하기 때문에 면역거부반응이 없고, 시술 과정도 까다롭지 않습니다. 다만 성인의 줄기세포를 이용하기 때문에 줄기세포 자체의 노화가 진행된 상태라 젊은 층에게 제한적으로 적용할 수 있지요. 추출한 줄기세포의 수를 측정할 수 있는 기술이 없어 일정한 치료 효과를 기대하기 어렵다는 점도 지적됩니다.

자가골수줄기세포 연골재생술은 환자 자신의 골수에서 추출한 성체줄기세포를 이용합니다. 환자의 엉덩이뼈에서 채취한 골수를 원심분리기로 농축·분리하는 과정을 거친 뒤 환자의 연골 부위에 주입하지요. 보통 관절내시경을 이용하고 손상 범위가 작을 때는 주사기를 이용하기도 합니다. 시술 방식이 간단한 편이고, 수술 후 6주 정도 지나면 일상생활이 가능할 정도로 회복도 빠릅니다.

자가지방줄기세포 연골재생술은 배나 엉덩이의 지방에서 추출한 성체줄기세포를 이용합니다. 환자의 몸에서 빼낸 지방을 이용하기 때문에 많은 양의 줄기세포를 얻을 수 있다는 장점이 있습니다. 대체로 지방세포 수의 10~20%가 연골로 분화하는 것으로 추정합니다. 본인의 줄기세포를 주입하기 때문에 부작용이 적은 것이 장점입니다.

진료실에서 만나는 관절염치료법

─ 리본셀 치료

간혹 환자들은 줄기세포치료에 대해 "여전히 알쏭달쏭하네요"라고 말합니다. 여러 매체를 통해 접한 정보와 진료실에서 듣는 내용이 다를 때입니다. 현재 진료 현장에서는 여러 가지 줄기세포치료법을 활용하고 있습니다. 그런데 일부 환자는 자신이 알고 있는 정보만이 '진짜 줄기세포치료'라고 생각하곤 합니다. 줄기세포치료의 종류나 장단점을 알려줘도 자신이 알고 있는 치료법만을 고집하는 경우도 있지요. 반면에 시중에 나와 있는 정보를 무분별하게 받아들여 줄기세포치료에 과한 기대를 거는 환자도 있습니다. 줄기세포치료는 연골을 재생시키기는 하지만 그렇다고 만병통치약인 것도 아닙니다. 올바른 정보를 통해 자신에게 맞는 최선의 선택을 해야 합니다.

제가 몸담고 있는 메드렉스병원에서는 '리본셀(ReBoneCell) 치료'를 하고 있습니다. 리본셀이란 '세포단위(Cell)에서 뼈(Bone)를 다시(Re) 건강하게 만든다'는 의미로, 줄기세포치료의 특징을 간결하게 표현한 것입니다. 메드렉스병원에서 진행하는 리본셀 치료에는 카티스템, 비맥(BMAC), PDRN 프롤로, PRP, 인보사K 등이 있습니다. 리본셀 치료법은 '근본적인 재생치료'라는 줄기세포의 장점을 바탕으로 하지만 각각 적용 가능 질환과 적용 가능 대상, 장단점 등이 다릅니다. 바른 정보를 알고 자신에게 맞는 안전한 치료법을 선택하길 바랍니다.

한 번의 시술로 확실한 효과를, 카티스템

줄기세포치료제로 가장 많이 알려진 카티스템은 태아의 탯줄에서 추출되는 제대혈을 원료로 만들어진 전문 의약품입니다. 제대혈에서 유래한 중간엽성체줄기세포는 연골조직과 피부결합조직, 뼈 등에서 손상된 조직을 회복시키는 효과가 있는 것으로 알려져 있습니다. 최근 유럽이나 미국 등지에서 활발히 연구 중입니다.

카티스템 주입 과정

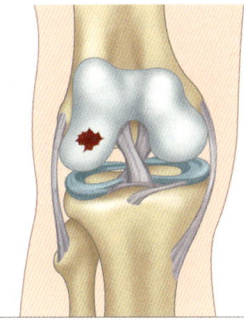

관절내시경으로 염증 부위 확인

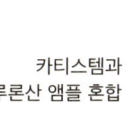

카티스템과
히알루론산 앰플 혼합

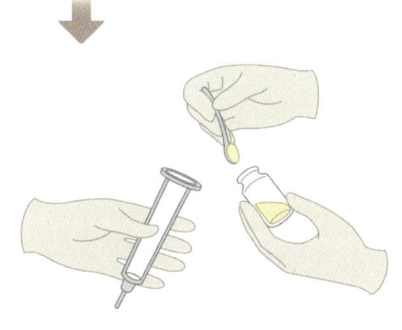

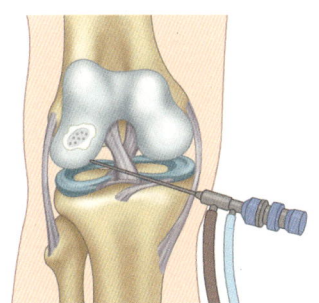

손상 부위에 미세천공술
시행 후 혼합액 주입

카티스템은 손상된 연골이 회복될 때 내구성이 좋은 초자연골로 재생된다는 점이 가장 큰 장점입니다. 게다가 임상 3년 추적 결과, 관절염 말기에 해당하는 4단계에서도 적용해 치료할 수 있으며 치료 이후 손상 부위가 회복된다는 것을 확인해 그 우수함을 입증했지요. 환자의 나이에 구애받지 않고 처방이 가능하다는 것도 장점입니다. 다리가 O나 X자 모양으로 휘어 교정술이 필요한 경우 절골술과 함께 카티스템을 주입해 그 효과를 높일 수 있습니다.

카티스템 주입은 관절내시경으로 염증 부위를 확인한 뒤, 뼈가 드러난 연골 손상 부위를 다듬는 것으로 시작합니다. 이후 손상 부위에 미세천공술처럼 작은 구멍을 낸 후 카티스템과 점도를 높여주는 히알루론산 앰플을 섞어 주입하는 것으로 마무리되지요. 손상 부위를 드러내지 않는 관절내시경으로 수술해 통증이 적고 회복이 비교적 빠른 것이 장점입니다. 수술 후 집중 안정기와 재활 기간은 손상 면적에 따라 다른데 $1cm^2$ 이하는 1~2주, $2cm^2$ 이하는 한 달, $3cm^2$ 이하는 한 달 반(6주) 정도입니다. 연골이 재생되는 3개월까지는 목발로 생활해야 하며 무릎에 무리를 주는 행동은 삼가야 합니다.

타이거 우즈가 선택한 비맥(BMAC)

미식축구스타 하인스 워드와 골프 황제 타이거 우즈가 효과를 봤다는 사실이 알려지면서 비맥수술에 관심을 보이는 환자들이 늘고 있습니다. 그런데 정작 비맥수술이 줄기세포를 이용한다는 사실은 모르는 분들이 많습니다. 비맥(BMAC; Bone Marrow Aspirate Concentrate)은 2012년 1월 보건복지부 신의료기술로 인정받은 자가골수줄기세포 치료술입니다. 미국 하버드대 면역질환연구소에서 개발한 방법으로, 국내에서는 의료기기 전문업체인 미라주식회사에서 무배양자가골수줄기세포 추출기를 개발해 인증받았습니다. 미라는 비맥수술에 적용되는 원심분리기술이 이전 줄기세포 추출 능력의 8배 이상이라고 설명했습니다.

비맥수술의 첫 단계는 부분 마취를 통해 골반뼈의 골수 60cc 가량을 추출하는 것으로 시작됩니다. 이 골수를 원심분리기에 넣어

비맥(BMAC)수술 과정

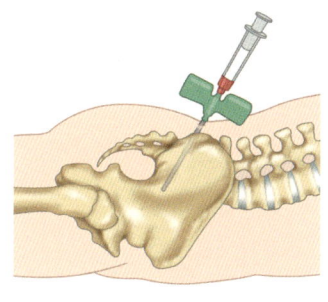

골반뼈에서 골수 추출

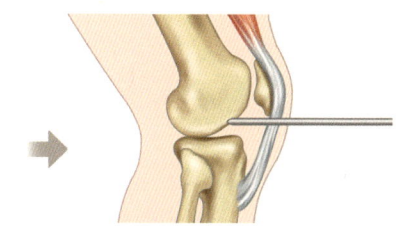

추출한 골수 추출물을 줄기세포치료제로 변환해 손상 부위에 주입

줄기세포와 각종 성장인자 및 PRP 등이 함유된 앰플로 만들지요. 완성된 앰플은 주사기로 직접 손상된 연골 부위에 주입하는 방식과 콜라겐 성분의 스펀지(scaffold)에 줄기세포를 뿌린 후 잘라 환부에 채워 넣는 방식으로 나뉩니다. 스펀지를 주입할 경우 시간이 흐르면 스펀지와 같은 조직은 자연스럽게 사라지고 스펀지에 뿌려졌던 줄기세포는 분화, 증식해 손상 부위를 복구합니다.

비맥수술의 연골재생 성공률은 70~80%에 이르지만 본연의 초자연골이 아닌 섬유연골로 재생이 돼 그 내구성은 기존 연골의 60% 정도에 그칩니다. 아직 원심분리된 고농축 줄기세포액에 어느 정도의 줄기세포가 담겨 있는지 확인할 방법이 없어 일정한 재생 효과를 기대하기는 어렵다는 것도 단점으로 지적됩니다. 자신의 줄기세포를 이용하기 때문에 줄기세포의 성능이 비교적 우수한 15세 이상 50세 미만에게만 적용 가능하다는 것도 단점이지요. 수술 후 일주일의 입원이 필요하고 재활 과정은 다른 줄기세포치료와 같습니다.

염증과 통증을 줄이는 PDRN 프롤로

PDRN 프롤로는 연골연화증과 관절염 초기에 적용할 수 있는 치료법입니다. 흔히 'PDRN 프롤로'라고 알려져 있지만 엄밀히 말하면 PDRN주사와 프롤로는 다른 치료입니다. 진료실에서 2가지 치료 효과를 한 번에 얻기 위해 2가지의 앰플을 섞어 주사하는 경우가 많아서 이러한 명칭이 붙었습니다.

PDRN은 DNA 성분 중 세포재생을 촉진하는 인자를 말합니다. 다시 말해 우리 몸의 여러 조직을 재생하는 일을 하는 물질인 것이지요. 원래는 욕창이나 화상, 족부궤양, 피부 이식 등에 주로 사용되었지만 2008년 식약처의 허가를 받아 '플라센텍스'라는 의약품으로 출시됐습니다.

'프롤로'란 고농도 포도당과 약물을 섞은 주사제로 손상 부위를 갉아먹는 세포의 활동량을 증가시켜 보다 쉽게 조직을 재형성할 수 있도록 돕는 물질입니다. PDRN과 프롤로, 이 2가지 약물을 섞어 주사하면 부기 없이 통증만 있는 만성 염증을 치료하는 데 효과가 높습니다.

PDRN 프롤로의 대표적인 치료 효과는 염증과 통증을 가라앉히는 것입니다. 손상된 부위의 염증 유발 물질은 감소시키고 염증에 대항하는 물질은 증가시켜 통증을 줄이고 관절염과 같은 질환의 진행 속도를 늦춥니다. 스테로이드약물 대신 적용할 수 있으며 부작용도 적습니다.

PDRN 프롤로는 관절염 초기나 연골연화증 환자를 대상으로 주사제의 형태로 처방됩니다. 연골 주변 조직의 재생을 돕기 때문에 염증과 통증 완화에는 도움이 되지만 연골이 재생되는 효과를 기대하기에는 무리가 있습니다.

PRP, 조직재생을 돕는다

PRP는 앞에서도 살짝 언급한 바와 같이 자가혈주사 혹은 자가혈소판풍부혈장으로 알려진 혈장 안의 줄기세포를 이용하는 치료법입니다. PRP를 설명할 때 '건물을 지을 때 필요한 건축자재를 공급해주는 것'과 비슷하다고 비유하곤 합니다. PRP라는 자재를 주입하면 더욱 활발한 조직재생이 이루어져 회복이 빨라지기 때문입니다.

PRP의 원재료는 환자 자신의 혈액으로, 일반적인 채혈을 통해 추출합니다. 이후 원심분리기를 이용해 성장인자가 풍부한 PRP만을 추출하고 통증 원인 부위에 주사제로 주입하는 방식이지요. PRP는 인대와 연골판이 손상되거나 힘줄에 염증이 생긴 경우에 주로 적용됩니다. 시술 후에 손상 부위에서 치유를 담당하는 줄기세포가 활성화되고 이에 따라 인대가 강화되면서 통증도 줄어듭니다. 2009년 10월, 세계적인 관절염연구기관인 이탈리아 볼로냐대 리졸리관절연구소가 유럽의 무릎전문학회 공식학술지 〈KSSTA〉에 관련 논문을 발표해 효과가 입증됐습니다.

PRP는 본인의 혈액을 사용하기 때문에 부작용이 적습니다. 하지만 주사제로 주입하기 때문에 깊은 안쪽의 연골이나 연골판에는 접근이 어렵다는 단점도 있습니다. 주입 이후 인대가 강화되는 데는 1년 정도의 시간이 걸리며 PRP역시 PDRN 프롤로치료와 마찬가지로 연골재생의 효과까지 기대하기는 어렵습니다.

인보사K, 즉각적인 일상 복귀가 가능하다

전문의약품인 인보사K(Invossa-K)는 2017년 11월에 출시된 '유전자 세포 치료법'입니다. 사람의 세포를 이용해 만든 세계 최초의 동종 세포유전자치료제로 손가락이 여섯 개인 다지증 환자로부터 관절과 연골세포를 채취한 후 이를 배양해 사용합니다.

인보사K의 치료 원리는 자가연골배양이식술과 흡사합니다. 다만 자신의 연골을 이용해 손상된 연골면을 채우는 자가연골배양이식술과 달리 인보사K는 타인의 연골세포를 이용해 치료하는 것이 가장 큰 차이이지요.

인보사K는 주사의 형태로 투약되며 시술 이후 무릎 통증이 완화되는 효과가 있습니다. 무릎연골이 손상될 수 있는 환경을 막고 동시에 무릎연골을 보호하고 재생할 수 있도록 돕는 역할을 합니다. 게다가 환자의 나이와 상관없이 적용할 수 있다는 장점이 있습니다. 다만 비교적 최근에 출시되었기 때문에 확실한 임상 결과를 확인하기 위해서는 시간이 필요해 보입니다.

인보사K의 가장 큰 장점은 치료 후 안정기나 재활 기간이 필요하지 않고 바로 일상생활이 가능하다는 점입니다. 병원에서는 주사제 주입으로 인한 부기와 부작용을 예방하고 재활을 진행하기 위해서 2박 3일 정도의 입원을 권하고 있습니다.

plus page

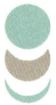

줄기세포치료,
이것이 궁금해요

환자 본인이 병을 알고 치료법을 이해하는 것은 치료 결과에 큰 영향을 미칩니다. 때문에 의사는 환자의 알 권리를 충족시켜주어야 하고 치료 스케줄을 함께 만들어가야 합니다. 세심한 소통과 환자와의 신뢰 형성은 치료에 매우 중요한 요인입니다.

줄기세포치료는 본격적으로 적용되기 시작한 지 10년이 채 되지 않은 새로운 치료법입니다. 때문에 많은 임상 결과와 다양한 사례에도 불구하고 환자는 여전히 궁금해하고 미심쩍어합니다.

진료실에서 환자들이 자주 묻는 질문을 정리해보았습니다. 두드리고, 이해하고, 스스로 병을 고치기 위해 움직이는 환자들이 더 많아지길 바랍니다.

○ 줄기세포가 암이 될 위험은 없나요?

줄기세포치료에서 크게 걱정하는 세 가지는 면역거부반응의 여부와 암과 같은 다른 세포로 발전하는 경우, 그리고 이식에 대한 거부반응 정도입니다. 결론부터 말씀드리면 관절염치료로 이 같은 부작용이 보고된 사례는 아직 없습니다. 줄기세포치료로 인한 변성이나 암의 발생에 대한 보고 역시 없습니다.

무릎연골은 다른 장기와 달리 활액낭이라는 닫힌 공간 안에 있습니다. 이 같은 해부학적 특징 덕분에 연골에 주입한 줄기세포에 이상이 발생해도 이것이 몸속으로 들어가 암을 유발하기는 어렵지요. 세균이 활액낭을 뚫고 들어가 공격하기 어려운 것처럼, 안에 있는 성분이 밖으로 퍼지기도 어려운 구조입니다.

하지만 줄기세포 자체에 대한 문제 제기라면 사정이 조금 달라집니다. 현재 사용되는 줄기세포는 인체에서 채취한 뒤 체외조작을 거쳐 다시 인체에 투입되는 방식입니다. 원래 줄기세포의 이상이든 체외에서 조작되는 과정에서 이상이 생기든 부작용이 100% 없다고 단정할 수는 없습니다. 때문에 식약처나 보건복지부는 이러한 위험에 민감하게 반응해 엄격한 기준과 확실한 연구 결과를 요구하고 있습니다. 치료제든 치료술이든 일정 기준을 통과하지 못하면 일반 환자를 대상으로 처방할 수 없습니다. 이 덕분에 줄기세포치료의 안전성을 신뢰하고 치료에 임할 수 있습니다.

더욱 안전한 치료를 위해서는 정확한 절차를 거쳐 승인된 줄기세포치료인지 확인하는 것이 중요합니다. 국내에서 허가받은 줄기세포치료제의 경우 식약처의 의약품/화장품 전자민원창구 홈페이지(ezdrug.mfds.go.kr)의 '정보마당 → 의약품등정보'에서 확인할 수 있으며, 줄기세포치료술 관련 정보는 한국보건의료연구원 신의료기술평가사업본부 홈페이지(nhta.neca.re.kr)에서 '출판물 → 신의료기술평가 보고서'에서 직접 확인할 수 있습니다.

○ 한 번 시술하고 난 뒤 재시술도 가능한가요?

줄기세포치료는 한 번에 이식이 성공하지 않으면 재수술이 가능합니다. 대부분의 치료가 재수술이 더 어려운 것으로 알려져 있지만 줄기세포치료는 그런 부담에서 자유롭습니다. 게다가 일반적인 경우와 달리 줄기세포치료는 치료가 반복될수록 연골재생 확률이 더 높아집니다. 처음 치료에서 이식된 줄기세포가 시간이 지날수록 활성화되기 때문입니다. 치료 회차가 쌓일수록 줄기세포의 수가 늘어 연골재생 효과가 더 좋게 나타납니다.

기본적으로 줄기세포치료는 시간이 지나면서 재생이 진행되기 때문에 정확한 결과를 파악하기 위해서는 1년 정도 지켜봐야 합니다. 꾸준히 연골세포가 만들어져 1년 정도가 지나면 건강한 상태로 돌아가지요. 연골 손상 범위가 작다면 3개월에서 6개월 사이에도 증상이 호전됩니다. 재수술 역시 그 이후 판단할 수 있습니다. 현재까지 줄기세포치료 시술 뒤 1년이 지난 환자 중 치료 결과에 불만을 가진 경우는 없었습니다.

○ 감염에 의한 부작용은 없나요?

관절은 그 특수한 형태 때문에 다른 장기에 비해 줄기세포치료에 더 적합한 곳으로 평가받고 있습니다. 연골은 활액낭으로 둘러싸여 있고, 근육과 힘줄과 분리된 채 독립된 공간을 만듭니다. 덕분에 줄기세포로 인해 발생할 수 있는 많은 문제로부터 자유로울 수 있지요.

환자 중에는 줄기세포치료로 발생할 면역거부반응을 걱정하는 이도 있습니다. 줄기세포 주입 시 몸안의 백혈구가 줄기세포를 외부 침입세포로 간주하고 없애버리면 치료 효과를 기대하기 어렵습니다. 하지만 관절의 활액낭 내에서 이뤄지는 활동은 면역거부반응으로부터 자유롭습니다. 특히 제대혈을 이용한 줄기세포의 특징 중 하나가 면역거부반응이 일어나지 않는다는 것이기 때문에 이러한 우려로부터 자유롭습니다.

◯ 비용 부담이 큰데, 보험 적용이 되나요?

최근 줄기세포를 이용한 관절염치료에 대한 연구와 적용이 활발하게 이루어지고 있지만 여전히 '고가의 비용'이 큰 장벽으로 자리 잡고 있습니다. 2017년 12월 기준, 국내에서 사용되는 줄기세포치료 주사제의 경우 400만~500만 원, 수술용 제재는 800만~1,000만 원의 비용이 듭니다. 줄기세포치료술은 자신의 줄기세포를 추출해 이용하기 때문에 치료제보다는 부담이 적지만 건강보험이 적용되지 않아 역시나 부담이 큰 편입니다.

현재 전 세계 판매 허가를 획득한 줄기세포치료제는 6개입니다. 그중 4개가 국산 제품으로 관절 줄기세포치료 시장을 국내 업체가 선도하고 있다고 해도 과언이 아닙니다.

이 같은 줄기세포치료제는 급성 및 만성 연골손상치료제로 식약처를 통해 전문의약품으로 허가받았습니다. 골관절염, 연골결손 등에 연령과 무관하게 사용할 수 있으며 비급여 의약품 항목에 포함됩니다. 건강보험 대상은 아니지만 적절한 연령과 용법에 맞는 방식으로 관절염치료를 위해 처방된 경우, 실손의료보험으로 보장받을 수 있습니다. 자가골수줄기세포치료술의 경우 15~49세의 외상 등으로 인한 연골 손상 환자이며 그 손상 크기가 2~10cm^2 정도라면 신의료기술로 인정되어 실손의료보험으로 보장받을 수 있습니다.

◐ **수술 전후 환자가 조심해야 할 것이 있나요?**

줄기세포치료를 받은 환자는 보통 일주일 내외로 입원합니다. 입원 기간 동안 땅에 다리를 딛지 않도록 주의하며 주로 침대생활을 해야 하지요. 퇴원 후 일주일은 수술한 무릎에 몸무게의 1/4 정도만을 지지하도록 하고, 수술 후 6주 동안 목발을 사용해야 합니다.

줄기세포가 원활히 활동하기 위해서는 안정적인 환경이 만들어져야 합니다. 줄기세포치료 후 환자에게 강조하는 것은 충격이나 외부 영향을 받지 않도록 주의하라는 것입니다. 곧바로 다리를 딛고 생활하면 줄기세포가 채워 넣은 연골이 도로 떨어져 나갈 수 있습니다. 최대한 체중의 영향을 받지 않도록 딛는 활동을 자제하는 것이 중요합니다.

회복 기간은 연골 손상 정도나 체중 부하 정도에 영향을 받습니다. 손상이 많았거나 체중 부하가 심한 경우에는 안정기를 더 오래 유지해야 합니다. 간혹 나이가 많을수록 더 긴 회복 기간이 필요하지 않을까 걱정하는 환자도 있는데 꼭 그렇지는 않습니다. 줄기세포는 환자의 신체 노화 정도와 관계없이 분화합니다. 다만, 나이가 들수록 손상 범위가 넓을 수 있으므로 자신의 상태를 정확히 파악하고 재활에 임해야 합니다.

◐ **상태가 호전되고 회복되기까지 얼마나 걸리나요?**

줄기세포치료는 보통 1년을 최종 회복 기간으로 봅니다. 손상 범위가 작은 경우 3개월에서 6개월 사이에 회복되는 경우도 있지만 손상 범위가 넓으면 대체로 1년 정도를 기다린 후 치료 결과를 확인합니다. 이 기간 동안 점진적으로 나아지기 때문에 환자 스스로는 그 경과를 잘 느끼지 못할 수도 있습니다. 하지만 현재까지의 경험에 비추어보았을 때 1년을 전후로 확실한 치료 효과를 확인할 수 있었습니다.

회복 기간을 잘 보내기 위해서는 무엇보다 재활에 신경 써야 합니다. 무릎 주변의 근력을 높이면 무릎을 지지하는 힘도 강해져 연골과 뼈로 가는 충격을 완화할 수 있습니다. 반대로 근육량이 줄면 무릎에 부담을 줄 수 있습니다. 수술로 인해 무릎을 움직이지 못하면 자연스럽게 근육이 빠지기 때문에 수술 후 오히려 무릎이 더 안 좋아졌다고 느끼는 이유도 이 때문입니다. 따라서 수술 전후로 근육을 강화할 수 있는 재활운동을 꾸준히 해야 좋은 치료 효과를 얻을 수 있습니다. 운동 전후로 충분한 스트레칭을 시행하고, 무릎 근력을 높일 수 있는 평지 걷기나 고정식 자전거, 물속에서 걷기, 아쿠아 운동 등을 하면 좋습니다.

○ 줄기세포로도 치료가 어려운 경우가 있나요?

자신의 골수와 지방에서 추출한 줄기세포를 이용하는 줄기세포 치료술은 15세 이상 50세 이하의 환자, $2\sim10\,cm^2$ 크기의 손상을 대상으로 이루어집니다. 스포츠활동이나 연골의 노화, 외부 충격으로 연골이 떨어져 나간 젊은 나이의 환자에게 시행할 수 있는 치료법이지요. 줄기세포치료술로 관절염을 치료하면 퇴행성 관절염이 진행되지 않아 자신의 관절을 오랫동안 유지할 수 있습니다. 이 경우 일상생활뿐만 아니라 스포츠 및 레포츠 활동도 제약 없이 즐길 수 있습니다. 게다가 비교적 간단한 치료임에도 연골재생 성공률이 70~80%로 높습니다.

줄기세포치료제는 줄기세포치료술과 달리 연령 제한이 없습니다. 퇴행성이나 반복되는 외상으로 인해 발병된 관절염 환자의 무릎을 치료하기 위해서 연령과 상관없이 사용할 수 있습니다. 중증 이상 관절염 환자에게도 적용할 수 있지만 손상 정도가 전체 면적의 2/3 이상이면 인공관절수술을 권하고 있습니다.

처음에 망설이고 미심쩍어하던 환자들이 차차 줄기세포치료를 이해하기 시작했습니다. 기존의 치료법과 큰 수술을 거치지 않고도 관절을 이전처럼 재생시킬 수 있다는 사실을 믿게 된 것이지요. 덕분에 휠체어에 의지해 병원을 찾은 환자들이 당당히 걸어서 병원을 나가는 놀라운 경험을 하곤 합니다. 이번 장에는 그 놀라운 이야기가 소개됩니다.

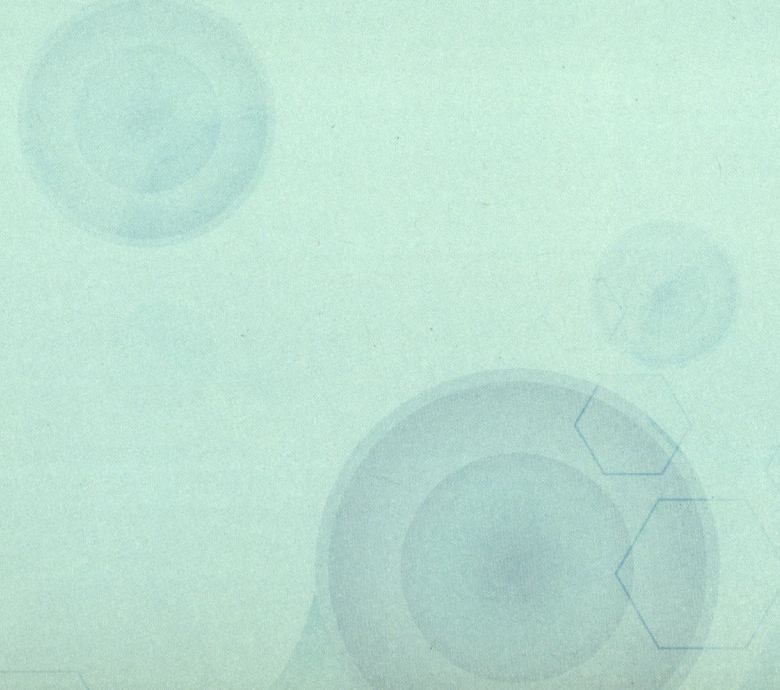

4

줄기세포치료로
관절을 되찾은
사람들

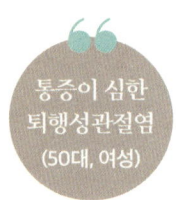

10년 전 무릎으로 돌아갔어요

치료법 _ 자가연골배양이식술

"제가 미리 챙겼어야 했는데, 이 지경이 될 때까지 제대로 도와주지도 못하고…."

아내를 부축해 진료실을 찾은 남편은 얼마 전부터 심한 무릎 통증을 호소하는 아내의 증상을 대신 전했습니다. 극심한 통증, 걸음걸이 이상 등의 증상으로 보아 환자는 중증 이상의 관절염이라 판단되었습니다. 무릎 통증 때문에 바깥 활동조차 제대로 할 수 없다고 했습니다.

부부는 경기도의 작은 교회에서 생활하고 있었습니다. 목사인 남편을 도와 아내 역시 제대로 쉬지 못했습니다. 주방일이 잦고, 혼자 사는 노인과 몸이 불편한 이웃을 돌보다 보니 매일 무릎에 무리가 갈 수밖에 없었던 것이지요. 무릎을 너무 많이 사용해서 나타나는 전형적인 퇴행성관절염으로 보였습니다. 이후 MRI 검사에서 예상했던 바와 같이 부분적으로 무릎연골이 심하게 파인 퇴행성관절염인 것을 확인할 수 있었습니다. 이미 염증이 생기고 연골이 좁고 깊게 떨어져 나가 무릎뼈가 드러난 상태였습니다.

"다행히 손상 범위가 2cm² 가량으로 아주 넓지는 않습니다. 하지만 손상된 곳이 일어서 있을 때 맞닿는 부위여서 이대로는 서서 활동하기가 매우 힘드실 거예요. 치료를 하지 않으면 뼈가 더 많이 드러나고 범위 또한 넓어질 겁니다."

우리가 서 있을 때 허벅지뼈와 연골판, 종아리뼈는 일직선에 위치합니다. 이때 서로 맞닿는 부위가 가장 많이 닿게 되지요. 환자의 경우도 마찬가지여서, 이 상태라면 일상생활을 하는 내내 심한 통증을 느낄 수밖에 없는 상황이었습니다. 통증을 줄이는 방법은 서서 하는 행동을 자제하는 것인데 사실상 불가능한 일이었습니다.

"가까운 친척 언니는 인공관절수술을 받았다고 하는데 저도 그렇게 해야 할까요?"

"환자분은 아직 50대 중반이라 인공관절을 섣불리 삽입하기는 아깝습니다. 인공관절의 수명이 10~15년이라 젊은 나이에 적용하기엔 무리가 있거든요. 게다가 인공관절은 뼈를 깎아내는 수술이에요. 수술이 성공해도 자신의 관절만큼 자유롭게 쓸 수 없고요. 가장 좋은 방법은 자신의 관절을 그대로 유지하며 쓰는 겁니다. 환자분은 연골 손상 범위가 넓지 않고 다른 부분은 건강하니까 되도록 손상된 부위의 연골을 재생시킬 수 있는 다른 치료법을 찾는 것이 좋겠습니다."

환자는 아직 60세가 되지 않은 젊은 나이였기에 줄기세포는 물론 자가연골을 이용한 치료 효과를 기대해볼 만했습니다. 자신의 연골을 이용해 배양, 이식하는 자가연골배양이식술과 줄기세포치료제인 카티스템을 활용하는 치료법을 제안했습니다.

"수술을 해도 최소 세 달은 조심해야 하고 비용도 만만치 않으니 당장은 결정하기가 어렵네요. 좀 더 고민해보겠습니다."

그렇게 뒤돌아선 부부를 다시 만난 건 꼭 한 달 만이었습니다. 이번에는 아내 분이 휠체어에 타고 있었습니다. 한눈에 봐도 환자의 다리는 지난번 진료 때보다 더 나빠진 듯했지요. 진료실에 들어선 남편은 아내와 함께 몇 군데 병원을 더 다녀봤노라고 털어놓았습니다.

"한 곳은 인공관절수술을 하자고 하더라고요. 아직 젊지만 통증도 심하고 손상이 심하니 수술받는 게 맞다고요. 그래서 수술 부작용을 물어보니 그냥 괜찮다고만 하는 게 아니겠어요. 다른 곳에서는 인공관절수술을 받기엔 이르니 약으로 버티는 수밖에 없다고 하고, 다들 줄기세포치료에 대해서는 아는 게 없더라고요."

남편은 아내가 다시는 걸을 수 없게 될까 걱정이라며 다급한 심정을 털어놓았습니다. 아내의 상태를 다시 한 번 살펴보고 연골재생을 유도하는 치료법에 대해 이야기를 나눴습니다. 부부는 결국 자신의 연골을 배양, 이식할 수 있는 자가연골배양이식술을 선택했습니다. 저 역시 환자의 선택을 존중하기로 했습니다.

자가연골배양이식술은 연골 노화가 심하게 진행되지 않은 비교적 젊은 환자에게 적용할 수 있는 수술로 자신의 건강한 연골을 이용하기 때문에 안전하고 부작용이 적습니다. 채취 후 배양 과정을 거쳐 이식하기까지 4주가 걸리며 채취와 이식, 총 2번의 수술을 해야 하는 번거로움이 있지만 줄기세포치료제에 비해 저렴하고 부작용을 걱정하지 않아도 돼 젊은 환자들이 주로 선택합니다.

"이왕 왔으니 오늘 채취를 하고 4주 후에 이식수술을 진행하는 건 가능할까요? 번거로움이야 감수해야죠. 10년을 고생하고 살았는데요."

자가연골배양이식술에 사용하는 연골은 본인의 관절면 중 발을 딛거나 뛰는 행위와 전혀 상관없는 부위에서 성냥 3~4개비만큼의 양을 채취합니다. 전혀 일상에 지장을 받지 않는 부위이기 때문에 환자들은 채취수술을 받았다는 것 자체를 잊어버릴 때도 많다고 이야기할 정도입니다. 수술 날 아내 분은 10년을 고생한 관절염을 드디어 해결하는 순간이라며 설레는 마음을 감추지 못했습니다.

자가연골배양이식술은 하반신을 마취한 상태에서 무릎을 절개하고 배양된 연골을 주사기로 주입하는 간단한 과정의 수술입니다. 보통 무릎을 5cm 정도 절개해 손상된 연골을 직접 눈으로 확인하며 배양액을 주입합니다. 이때 손상된 연골면에 배양액이 잘 자리 잡을 수 있도록 수평을 유지하는 것이 중요합니다. 배양액은 처음에는 물처럼 흐르는 액체 상태이지만 응고되는 물질을 함께 넣어 푸딩과 같은 점액체로 굳힙니다. 이 과정을 모두 지켜본 후 봉합하는 것으로 수술은 마무리됩니다.

"한 번 배양한 연골은 배양센터에 그 조직이 남아 있습니다. 동결건조 상태이기 때문에 2년 안에 재배양이 가능합니다. 한 번에 성공하는 것이 가장 좋지만 만일 실패하거나 다른 곳에 배양액을 사용할 일이 생기면 이 연골을 다시 사용할 수 있어요."

입원은 일주일, 이후 외래진료를 진행하며 수술 경과를 살폈습니다. 수술 후 한 달이 지났을 즈음 침대생활을 마무리했고 관절염으로 인한 통증도 함께 사라졌습니다. 3개월 후에는 발을 딛는 행위는 물론 불편 없이 일상생활을 할 정도로 회복됐습니다.

"언제 무릎이 아팠나 싶어요. 10년 전 무릎으로 돌아간 것 같아요. 이제 걷고 생활하는 데 아무 무리가 없어요."

수술 후 6개월, 진료실에서 만난 부부의 얼굴은 전에 없이 밝아 보였습니다. 영상검사에서도 손상됐던 부위에 연골이 채워진 것을 확인할 수 있었습니다.

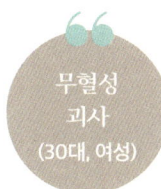

단 5%의
가능성이라도 믿습니다

치료법 _ 줄기세포치료제

"선생님, 줄기세포치료를 받고 싶어요."

첫 진료에서 환자는 망설임 없이 말했습니다. 줄기세포만이 자신에게 남은 유일한 희망이라며 의사인 저를 설득했습니다.

이수희 씨가 무릎 주변의 통증을 시작으로 다리 전체 통증을 느끼기 시작한 것은 불과 3개월 전이었습니다. 처음에는 사타구니 쪽에 통증이 생겨 계단을 오르내리기 힘든 정도였습니다. 젊은 나이였기에 대수롭지 않게 여겼지만 점차 책상다리가 힘들어지고, 절뚝거리며 걸어야 하는 수준까지 다다랐습니다. 처음엔 동네 병원에 갔지만 결국 대학병원에 가서 다시 검사를 받아야 했습니다. 무혈성 괴사였습니다.

"무혈성 괴사는 뼛속에 피가 통하지 않아 조직이 썩어 들어가는 질환입니다. 환자 분처럼 30대 초반의 젊은 여성에게는 매우 드문 질환이지요. 통증이 매우 심하고 뼈가 썩기 시작하면 연골까지 손상을 피할 수 없습니다. 마치 지반이 무너지면서 싱크홀이 생기고 구멍이 나는 것과 비슷해요. 통증이 심해지는 것은 뼈와 연골 조각이 떨어져 나가기 때문입니다. 차라리 완전히 떨어져 나가면 나은데 떨어진 연골 조각이 뼈에 붙어서 부딪칠 때마다 극심한 통증을 일으키는 거지요. 통증이 심해서 구급차를 타고 병원에 왔다가 무혈성 괴사 진단을 받는 환자도 더러 있습니다."

32살 환자에게 무혈성 괴사라는 진단은 청천벽력과 같은 것이었습니다. 더욱 두려운 것은 이 병의 원인이 아직 밝혀지지 않았고 마땅한 치료법도 없다는 것이었습니다. 이수희 씨는 더 이상 진통제로도 고통을 참을 수 없어 회사까지 그만둔 상태였습니다. 걷는 것도, 무릎을 구부리는 것도 할 수 없으니 혼자 걸어다니는 것도 어려워졌습니다. 집에서 생활하는 것조차 힘들어지던 차에, 지인의 소개로 저를 찾아온 것이었습니다. 이수희 씨는 줄기세포치료를 간절히 바랐습니다.

사실 이와 같은 무혈성 괴사의 발병은 우리 주변에서 적지 않게 나타납니다. 무혈성 괴사는 고관절이나 어깨, 무릎에 주로 발생하는데 그 원인을 알지 못하니 마땅한 치료법도 없는 상황입니다. 굳이 환자들의 공통 요인을 찾자면 젊은 나이에 류머티즘관절염 진단을 받아 스테로이드를 장기간 복용한 경우나 알코올 중독의 경험이 있다는 정도입니다. 하지만 이 또한 그런 경향이 있다는 것뿐이지 이 때문에 무혈성 괴사가 일어났다고 단정지을 수는 없습니다.

이수희 씨에게는 먼저 무혈성 괴사의 일반적인 증상과 치료법에 대한 설명을 시작했습니다.

"안타깝게도 무혈성 괴사는 치료 방법이 거의 없어요. 통증이 심해지면 약을 먹고 가라앉히면서 증상을 살펴보는 것밖에 할 수 있는 게 없지요. 현재는 상태를 지켜보다가 더 이상 참지 못하는 순간이 됐을 때 닳은 뼈와 연골을 잘라내고 인공관절삽입술을 진행하는 것이 일반적인 치료법이에요. 뼈에 피가 통하지 않는 원인을 알 수 없기 때문에 증상을 개선하는 수준밖에는 안 되지요."

이수희 씨는 누구보다 자신의 병에 대해 잘 알고 있었습니다.

"다른 병원에서도 똑같은 이야기를 들었어요. 거기서도 차라리 인공관절수술을 하라고 하더라고요. 그런데 이렇게 젊은 나이에 인공관절수술을 하면 저는 어떻게 사나요?"

"환자분도 잘 아시겠지만 줄기세포수술이 100% 성공한다고 장담은 할 수 없습니다."

"연골을 재생시키는 줄기세포라면 무혈성 괴사로 망가진 뼈도 재생시킬 수 있지 않을까요? 그럴 가능성이 단 5%뿐이라고 해도 저는 해보고 싶어요."

하지만 환자의 상태는 생각보다 심각했습니다. 손상의 깊이가

1cm로 상당히 깊어 줄기세포가 그 공간을 다 채울 수 있을지 장담할 수 없었습니다.

"통증을 일으키는 조각들은 떼어내면 됩니다. 그럼 통증은 줄어들 거예요. 그런데 그 떼낸 조각만큼 뼈와 연골이 다시 채워질까 고민입니다. 3mm 정도 깊이라면 면적이 아무리 넓어도 재생을 기대할 수 있지만 환자의 손상 정도는 깊이가 너무 깊어요."

수술이 실패할 수도 있다고 거듭 이야기했지만 환자는 물러서지 않았습니다.

"선생님이 못 하시면 다른 병원에서도 마찬가지인 거잖아요. 그러니 저는 여기서 선생님께 수술받는 것이 최선이에요."

완고한 환자의 말에 수술의 성공 가능성을 다시 고민했습니다. 줄기세포 관련 논문에 '중간엽줄기세포는 뼈도 재생할 수 있다'는 내용을 발견했습니다. 그 자료를 믿고 수술을 진행하기로 결심했습니다. 대신 환부가 깊어 2개의 줄기세포치료제를 사용하기로 했습니다. 오히려 수술을 결정하고 나니 환자가 나을 수 있다는 믿음이 생겼습니다.

당시에는 줄기세포치료제를 이용한 수술을 진행할 때 5cm 정도 절개한 후 수술을 진행하는 것이 흔한 방식이었습니다. 하지만 개인적으로 그 정도의 길이라면 절개 과정 없이 관절내시경으로 수술이 가능할 것이라 판단했지요. 실제 몇 차례 수술에서 관절내시경으로 진행해 절개 수술과 다름없는 치료 효과를 낸 경험이 있었기에 이번에도 관절내시경으로 수술을 진행하기로 했습니다.

　이수희 씨의 수술이 시작됐습니다. 부분 마취 후 생리식염수로 손상 조직을 씻어낸 뒤 괴사한 뼈조직을 긁어내 피가 통하는지 확인하고 줄기세포치료제를 주입했습니다. 절개해 직접 눈으로 확인하는 것이 아니기 때문에 시간은 오래 걸렸지만 오히려 더 꼼꼼하고 안전하게 수술을 마무리할 수 있었습니다. 수술을 마친 환자는 2박 3일의 짧은 입원 후 집으로 돌아갔습니다.

　한 달 동안 집중적인 재활치료와 안정 기간을 거친 뒤 진료실에서 다시 환자를 만났습니다. 통증은 조금 있었지만 걷는 데 불편한 정도는 아니었고 쪼그려 앉는 것도 조금씩 할 수 있을 정도로 상태가 안정됐습니다.

　"원장님 감사합니다. 이렇게까지 빨리 나을 거라고는 생각 못 했어요. 이 나이에 인공관절만은 하지 말자는 생각으로 선생님을 찾아온 건데 이렇게 낫게 해주셔서 감사합니다."

　괴사했던 뼈를 모두 긁어내고 혈액이 통하게 한 뒤 줄기세포치료제를 주입한 덕분에 무혈성 괴사는 완전히 치료되었습니다. 혈류도 여전히 원활히 도는 것으로 확인됐습니다.

　"더 이상 아프지 않다고 다 회복된 게 아니에요. 관절내시경수술을 해서 통증이 덜한 거니까 6개월은 조심히 지내셔야 해요. 재활운동도 꾸준히 해야 하고요."

　건강을 되찾은 환자에게 주의사항을 몇 번씩 강조해 알려주었습니다. 치료의 성공은 의사에게도 크나큰 기쁨이란 것을 다시금 경험한 순간이었습니다.

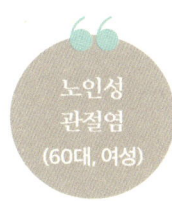

무릎을 리모델링한 덕에
마음 편히 일할 수 있어요

치료법 _ 줄기세포치료제

60대의 송병임 환자는 젊은 사람 못지않게 일하기를 좋아하는 활기찬 여성이었습니다. 20대에 유치원 교사 일을 시작해 40대에는 자신의 유치원을 직접 운영하며 아이들을 가르쳤습니다. 그런데 3년 전, 즐거운 일상에 사소한 불편이 찾아왔습니다.

"봄소풍을 갔는데 아이들을 따라잡지 못하겠더라고요. 처음에는 나이가 들어서 그런가 보다 하고 말았는데, 수시로 무릎이 아픈 거예요. 며칠씩 통증이 계속되는 날도 많아지고요. 약을 먹으면 좀 참을 만해서 그렇게 견디고, 주사도 맞아봤어요."

송병임 씨는 버틸 수 있을 만큼 버텼다고 이야기했습니다.

"무릎연골이 많이 상한 상태입니다. 초기에 치료받고 재활에 신경썼다면 이 정도까지 나빠지지는 않았을 텐데요…."

관절염은 병의 특성상 통증이 나타난 뒤 검사하면 이미 중기 이상 발전돼 연골이 망가져 있는 경우가 많습니다. 그나마 그때라도 발견하면 관절염의 진행을 막을 수 있는 여러 치료를 할 수 있지만 그대로 방치하면 순식간에 관절이 나빠져 인공관절수술을 고려해야 하는 수준에 이르고 맙니다.

"제 올해 나이가 64세예요. 친구들은 이제 일은 그만두고 집에서 손자 손녀나 보라고 하지만 저는 그렇게 살고 싶지 않아요. 유치원에서 아이들을 돌보고 선생님들과 생활하는 게 너무 좋아요. 제 성격에 아프다고 집에만 있으면 우울증에 걸리고 말 거예요."

환자는 사회생활을 계속할 수만 있다면 인공관절수술이라도 받겠다는 마음으로 병원을 찾았다고 했습니다.

"아시겠지만 이 정도 연세의 환자는 인공관절수술을 많이 받습니다. 뼈가 맞닿는 상태라면 그 방법만이 해결책으로 여겨지기도 했고요. 그런데 요즘은 손상된 연골을 재생시키는 새로운 치료도 많이 등장했어요."

환자는 TV나 인터넷에서 줄기세포 이야기를 들었지 무릎에 줄기세포치료를 한다는 얘기는 처음 듣는다고 했습니다. 그러면서도 '인공관절 외에 다른 치료 방법이 있다'는 말에 기대를 거는 듯 보였습니다. 환자는 수첩을 꺼내 줄기세포치료에 관한 설명을 빼곡히 적고는 한결 밝아진 얼굴로 "좀 알아보고 오겠습니다"라는 말을 남기고 진료실을 나섰습니다.

그리고 환자가 다시 병원을 찾은 것은 계절이 두 번이나 바뀐 후였습니다. 진료실에서 가볍게 그간의 증상을 이야기한 송병임 씨는 조심스럽게 이야기를 털어놓았습니다.

"선생님한테 줄기세포 이야기를 듣고 좀 찾아봤어요. 이리저리 수소문해서 좀 다녀봤지요. 대학병원 중에서도 줄기세포로 유명한 병원이 있고 관절을 잘 본다는 병원도 있고, 다 다르더라고요. 그런데 한 병원에서 줄기세포치료를 하지 말라는 이야기를 들었어요. 아직 검증이 안 됐다면서, 그래도 인공관절이 안전하다고요. 다른 병원에서는 우리나라에서는 법 때문에 줄기세포치료를 할 수 없으니 중국에 몇 번 다녀오자고 하더라고요. 그런데 썩 내키지는 않았어요. 그렇게 고민을 하다가 다시 찾아온 거예요."

이야기를 듣고 있자니 저를 다시 찾은 이유가 궁금해졌습니다.

"우리 나이쯤 되면 제법 사람 볼 줄 압니다. 내 몸을 맡기는 건데 그 정도 선은 봐줘야 하지 않겠어요? 여기저기 다녀봐도 선생님만한 사람이 없어서 다시 왔어요. 선 다 보고 왔으니, 이제 선생님이 치료를 해주세요."

농담 섞인 말이었지만 '당신을 의사로서 신뢰하고 있다'는 환자의 진심은 느낄 수 있었습니다. 덕분에 바로 줄기세포치료 계획을 잡고 유치원 방학에 맞춰 수술을 진행하기로 결정했습니다. 송병임 씨는 수술 날까지도 분주했습니다. 방학 중 준비해야 할 교재와 교실 실내장식을 모두 챙긴 후에야 수술실로 들어갈 수 있었습니다.

"그렇게 급하게 처리하지 않으셔도 돼요. 수술 후에도 웬만한 일은 다 처리할 수 있을 겁니다. 일주일 정도만 입원하면 되니 댁에 돌아가셔서 업무를 봐도 되고요. 한 달 정도만 지나면 목발을 딛고 움직이시는 것 정도는 가능하니까 아예 갇혀 지내는 건 아니에요."

업무에 열중한 환자를 달랜 뒤 이동한 수술실에서도 부분 마취로 진행된 수술 덕에 편안히 이야기를 나누며 수술을 진행할 수 있었습니다.

"주변 사람들이 굳이 수술할 필요가 있냐고 묻더라고요. 이제 일을 내려놓고 쉬는 게 어떻느냐고요. 그래서 제가 그랬죠. 나는 백 살까지 일을 할 거다. 그래서 지금 무릎 리모델링을 한 번 받는 거라고요. 전보다 더 활발히 일하려고 수술하는 거예요."

수술이 모두 끝난 뒤 회복실에 옮겨진 환자는 큰 짐 하나를 내려놓은 듯 편안한 모습이었습니다. 줄기세포치료가 아무리 간단한 수술이라 해도 재활은 필수인 만큼 재활에 대한 안내를 전했습니다. 통증이 사라졌다고 마구 발을 딛고 뛰어다니면 애써 옮겨 심은 나무가 뿌리도 내리기 전에 뽑혀 나가는 수가 있습니다. 적어도 일주일 동안은 병상에서 최대한 안정을 취하고 한 달 동안은 발을 땅에 딛지 않는다는 생각으로 생활해야 합니다. 무사히 회복기를 마친 송병임 씨는 이제 건강해진 무릎을 보여주며 제게 인생의 철학 하나를 전해주었습니다.

"교육 현장에서도 느끼는 거지만 사람이 제일 중요해요. 믿고 지켜봐주면 대부분 실망시키지 않아요. 그 많은 의사 중에, 내가 양 원장님을 믿고 선택했잖아요. 그랬더니 아픈 것도 이렇게 싹 낫게 해주시고, 역시 사람이 제일 중요해요."

송병임 씨는 백 살까지 아이들과 소풍을 다닐 거라며 가벼운 발걸음으로 진료실을 나섰습니다.

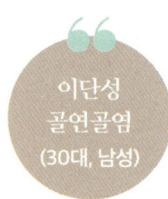

이단성 골연골염 (30대, 남성)

운동으로 망가진 관절도 재생이 되네요!

치료법 _ 발목연골이식술

30대의 젊은 나이에 관절이 아파 병원에 오는 경우, 그 손상 부위는 연골이 아닌 인대인 경우가 많습니다. 특히 운동을 하다 무릎의 십자인대와 측부인대가 파열된 경우가 많은데, 다행히 아직 신체가 젊기 때문에 제때 치료만 하면 정상으로 돌아올 수 있습니다.

30대 후반의 정시국 씨가 발목이 아프다며 병원을 찾았을 때, 처음에는 흔히 그러하듯 인대 손상을 의심했습니다. 환자 본인도 평소 축구와 야구를 즐기기 때문에 인대 쪽에 문제가 생긴 것 같다고 했으니까요. 하지만 최근 통증이 심해진 시기를 듣고 나니 이야기가 달라졌습니다.

"3개월 전에 발목을 심하게 접질린 적이 있습니다. 3일 동안은 발을 딛기도 어려울 정도로 통증이 심했는데 그 이후로 서서히 좋아졌어요."

환자는 보름 정도 지나니 불편함은 있지만 걸어 다니는 데 별 어려움이 없어 크게 문제가 있다고 생각하지 않았다고 합니다. 계속해서 축구와 야구를 이어갔음은 물론이고요. 촉진을 해보니 손가락으로 눌렀을 때 통증이 있고 발목관절의 움직임이 줄어든 상태였습니다. 게다가 인대 손상으로 관절의 불안정성이 더해진 것으로 확인됐습니다. 이후 X-ray 검사에서는 연골 밑이 함몰된 흔적을 찾을 수 있었고 MRI 검사를 통해 뼈나 연골 조각이 떨어져 나온 것을 확인했습니다. 환자는 '이단성골연골염'이란 진단을 받았습니다.

"발목관절의 연골이 일부분 떨어져 나가는 염증성 질환입니다. 발목을 접질린 후에 별다른 치료 없이 계속 일상생활과 운동을 하다 보니 염증이 진행된 것으로 보입니다."

이단성골연골염은 발목을 다친 이후 회복되지 않은 상태에서 손상이 계속될 때 발병합니다. 발목에 지속적인 통증이 있고 불편함이 느껴지면 의심해봐야 하지만 대부분 발목에서 소리가 나거나 갑자기 발목이 움직이지 않는 심각한 증상이 나타나야 병원을 찾곤 하지요. 정시국 씨처럼 치료 시기를 1~2개월 넘겨 병원을 찾는 경우도 흔합니다.

"그럼 어떻게 치료를 해야 하나요?"

이단성골연골염은 환자의 나이, 손상 부위와 깊이, 위치나 원인에 따라서 치료 방법이 다양합니다. 하지만 상처 부위가 깊은 경우 병의 증세가 쉽게 좋아지지 않지요. 그대로 퇴행성관절염을 유발할 수 있어 적극적인 치료가 필요하고 상태가 심각하면 바로 수술을 고려해야 합니다. 환자의 경우 통증이 오래 진행됐고 병변이 1cm² 정도였기 때문에 연골이식술이 필요하다 판단했습니다.

"흔히 손상 부위가 1~1.5cm²의 크기인 경우에 연골을 이식하는 수술을 고려합니다. 병변이 작으면 무릎이나 다른 부위에서 골연골 조각을 떼어서 바로 이식할 수 있지만, 범위가 큰 경우는 연골을 떼어낸 뒤 배양의 과정을 거쳐 2차 이식술을 시행하지요. 환자의 경우 다행히 수술 부위가 크지 않아서 연골이식술만으로 충분할 것 같습니다."

연골이식술은 연골 손상 부위에 정상 연골을 옮겨 심어주기 때문에 수술에 성공하면 이전처럼 자연스러운 활동이 가능합니다. 건강한 연골을 떼어내는 부위는 체중 부하가 없는 곳으로 보통 무릎 사용 시 마찰이 없는 외측연골을 떼어내는 경우가 많습니다. 연골을 떼어낼 때는 깊이에 따라 연골만을 떼어내 이식하기도 하고 연골이 붙어 있는 뼈까지 같이 옮겨서 심기도 합니다. 자신의 연골을 이용하기 때문에 부작용이 거의 없고 연골 안착 성공률이 매우 높아 90%에 달할 정도입니다. 하지만 노화가 진행된 고령의 환자의 경우, 연골이 자리 잡을 수 있을지 여부를 장담할 수 없기 때문에 비교적 젊은 나이인 55세 이하의 젊은 환자에게만 시행합니다. 정시국 씨는 나이도 젊고 상처 깊이도 적당해 연골만 이식하는 방식으로 진행했습니다. 관절내시경으로 진행하기 때문에 수술 부담이 적고 시간도 오래 걸리지 않습니다.

"간단한 치료 같지만 이식된 연골과 뼈가 완전히 붙으려면 6주 정도 신경써서 관리해야 합니다. 이식된 관절을 매끄럽게 유지하기 위해서는 꾸준한 재활운동도 필요하고요."

다행히 수술 2~3일 만에 환자의 통증은 완전히 사라졌고 6주가 지나자 이전처럼 발목을 자연스럽게 사용할 수 있게 됐습니다.

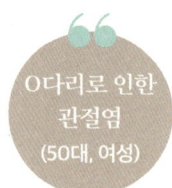

황혼육아도
이제 힘들지 않아요!

치료법 _ 절골술과 줄기세포치료제

"제가 순천에서 올라와서 손주를 봐주고 있어요. 딸이랑 사위가 돈 번다고 힘든 걸 뻔히 아는데 어찌 제가 큰돈 써서 다리를 고치겠어요. 애들 눈치 안 볼 수 있는 저렴한 치료는 없나요?"

고순덕 씨가 병원을 오간 지 1년여 만이었습니다. 그동안 염증을 조절해 통증을 줄이는 치료를 해왔지만 점차 그 조절 효과가 떨어지고 환자의 불편도 커지는 상황이었습니다. 진지하게 수술을 권했지만 환자는 여러 사정으로 선뜻 결정하지 못했습니다.

사실 처음 환자가 무릎 통증으로 병원을 찾았을 때는 관절염이 그다지 심하지 않은 상태였습니다. 왼쪽 무릎의 반월상연골판이 살짝 찢어져 관절내시경으로 연골성형술이나 부분절제술을 시행하면 쉽게 무릎 건강을 회복할 만한 수준이었지요. 하지만 '수술'이라는 말에 손사래 치던 환자는 약이나 주사치료만을 진행하고 수술은 차일피일 미뤘습니다. 그 사이 연골판 손상은 더욱 심해졌고 이제는 뼈와 뼈가 맞닿는 지경이 되고야 만 것이지요.

"어머니 더 늦추면 곤란해요. 나이드시면 더 안 좋아집니다. 지금이라도 치료를 하는 게 따님이랑 사위분 생각하는 거예요. 무릎이 튼튼해야 손자, 손녀도 잘 돌볼 수 있잖아요. 이러다 많이 안 좋아지면 인공관절수술 받아야 해요. 더 늦기 전에 가족과 이야기하세요."

하지만 이후로도 환자는 수술만은 안 하겠다며 버텼습니다. '웬만하면 다음에는 자식분과 함께 오시라'는 당부와 함께 처방전을 써드릴 수밖에 없었지요. 그리고 바로 며칠 뒤 고순덕 씨가 따님과 함께 병원을 찾아왔습니다.

"어젯밤에 끙끙 앓으시기에 어디가 안 좋으냐고 물어봤더니 괜찮다고만 하는 거예요. 한참 실랑이를 하다가 서랍에서 약 봉투를 보고 찾아왔어요. 약국에 갔더니 그동안 꽤 많이 다니셨다고 하더라고요."

어머니를 옆에 앉혀두고, 따님은 어머니의 상태를 물었습니다.

"관절염이 계속 진행돼서 중기 이상의 단계까지 온 데다 다리도 O자 모양으로 벌어지기 시작했어요. 수술을 하지 않으면 다리가 더욱 심하게 벌어져 걸음걸이가 이상해지고 허리나 목에도 통증이 시작될 수 있습니다. 늦기 전에 수술을 받으셔야 합니다."

이야기를 듣던 따님의 눈에 눈물이 맺혔습니다. 속상해하며 엄마를 타박하는 딸 옆에서 어머니는 아무 말도 하지 못했지요.

"어떤 치료를 받으면 어머니 무릎이 나아질 수 있을까요?"

"다행히 인공관절수술 단계 바로 전에 찾아오셨어요. 우선 변형이 시작된 종아리를 일자로 정렬하는 수술을 해 관절염 진행을 막은 다음, 줄기세포를 이식해서 무릎연골을 되살리면 예전처럼 잘 다닐 수 있을 겁니다."

따님은 당장 어머니가 일주일 뒤 입원하실 수 있도록 수술 날짜를 정했습니다. 수술은 O다리를 바로 세우는 절골술부터 진행됐습니다. 절골술은 관절염 때문에 변형된 다리를 교정하는 수술로, 양쪽으로 벌어진 종아리뼈의 머리 부분을 자르고 핀을 박아 다리뼈를 11자로 정렬하는 치료입니다. 수술로 다리가 곧게 펴지면 무릎 관절염이 심해지거나 재발하는 것을 막을 수 있습니다. 절골술이 마무리된 후에는 손상된 연골에 줄기세포치료제를 주입했습니다. 관절염이 생긴 왼쪽 무릎에 관절내시경을 넣어 줄기세포치료제가 자리를 잡을 수 있도록 미세천공술을 실시, 그 작은 구멍들 안에 줄기세포치료제를 주입하는 방식이지요. 이후 관절내시경 삽입을 위한 0.5cm 절개부위를 봉합하는 것으로 수술은 마무리됐습니다.

일주일 뒤 퇴원을 돕는 따님에게 완전히 회복될 때까지 어머니가 절대로 집안일에 손도 대지 못하게 해야 한다고 신신당부했습니다. 보통 어머니와 같은 환자들은 집안일과 아이들을 모른 척하기 어려워 가만히 쉬지 못합니다. 때문에 몇 차례나 같은 잔소리를 해야 합니다.

"한 달 동안은 아예 일어나지 않는다고 생각하세요. 그 시기에는 아예 땅에 발을 딛지 말아야 하고 이후 한 달 반 정도는 목발을 이용해서 걸어야 합니다. 절대로 무리하면 안 돼요. 우리가 팔이 부러지면 깁스를 하고 사용을 멈추잖아요. 몸이 스스로 나을 때까지 시간을 주는 겁니다. 통증이 사라졌다고 마구 걸어다니면 어렵게 붙은 연골이 떨어져 나가니까 조심해야 돼요."

다행히 재활 기간을 무사히 마친 고순덕 씨는 몇 달 뒤 아이들을 돌보는 이전 생활로 돌아갈 수 있었습니다.

"진작 선생님 말씀에 따를 걸 그랬어요. 초기에 치료하라던 말을 들을 걸 후회가 많이 되더라고요. 딸이랑 사위 볼 면목이 없어서 애들한테 더 잘하려고요. 이왕 잘 고친 거, 손자 손녀 시집 장가 갈 때까지 잘 관리해야죠."

수술 1년 후 절골술 때 박아두었던 핀을 뽑으러 오던 날, 어머니는 며칠 후 손자들과 나들이를 갈 거라는 소식을 전해주었습니다.

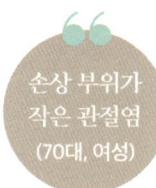

뼈를 깎아내는 것보다야 백 배 낫지요!

치료법 _ 제대혈줄기세포치료제

"생각보다 연골이 깨끗한데요. 그래서 조금 더 고민되네요."

70대의 김정자 씨는 다른 병원에서 이미 인공관절수술을 권유받고 저희 병원을 찾아왔습니다. 65세를 훌쩍 넘긴 나이인 데다 관절염도 중기 이상이어서 보험 적용에도 아무런 문제가 없었습니다. 그런데 막상 수술을 진행하자니 찝찝한 마음이 남은 거지요.

"젊었을 때부터 건강관리는 잘했어요. 꼬박꼬박 검진도 받고 운동도 꾸준히 하고요. 그러다 갑자기 관절염 판정을 받고 수술을 하려니 긴가민가한 거예요. 정말 수술하는 게 맞을까요?"

환자의 요청대로 MRI 검사를 진행해 결과를 살펴보니 저 역시 같은 고민에 빠졌습니다. 중증 이상의 관절염이 진행 중인 것은 확인됐지만 반드시 인공관절수술이 필요한가에 대해선 여전히 고민해야 할 것이 많았습니다.

우리나라에서 인공관절수술을 시작한 것은 1980년대부터입니다. 초창기에는 숙련된 의사도 부족하고 인공관절이 건강보험 대상도 아니었기에 수술을 많이 진행하지 않았습니다. 하지만 점차 인공관절수술 기법이 발전하고 수술이 건강보험 적용 대상에 포함되면서 보편화되기 시작했지요. 현재는 우리나라에서만 연간 7만 건 이상의 인공관절수술이 진행되고 있습니다. 건강보험심사평가원에서는 심한 O다리거나, 물리치료나 약물치료와 같은 비수술적 치료가 더 이상 효과가 없고, 움직이지 않아도 하루 종일 통증이 지속되는 65세 이상 말기 관절염 환자를 보험 적용 대상으로 삼고 있습니다. 뼈가 드러날 정도로 심하게 진행된 관절염 환자나 통증이 심각한 환자는 65세 미만일지라도 건강보험 혜택을 받을 수 있지만 대체로 '65세 이상의 퇴행성관절염 말기 환자'가 주요 대상입니다.

건강보험 적용 대상이 이러하다 보니 의료계에서는 마치 공식을 대입하는 것처럼 '65세 이상은 무조건 인공관절수술'이라는 진단을 내리는 경우가 많습니다. 하지만 건강보험의 가이드라인은 65세 이상이어야 인공관절수술을 할 수 있다는 것이지, 65세 이상이면 무조건 수술해야 한다는 것이 아닙니다. 인공관절을 고민할 때는 나이보다 관절염의 양상이나 다른 치료 방법의 유무를 먼저 따져보아야 합니다.

김정자 씨의 경우 심각한 관절염이 진행된 것은 맞지만 손상 범위가 그리 크지 않았습니다. '인공관절수술 진행에 고민이 된다'는 저의 답변을 들은 환자는 그제야 자신이 인공관절을 권유받았던 상황을 자세히 이야기해주었습니다. 처음 병원을 찾았을 때 의사는 '약을 먹고 견뎌보라'는 처방을 내렸으나 약을 먹어도 통증이 잘 조절되지 않았고 재활치료나 운동도 큰 효과가 없었다고 합니다. 그러자 의사는 환자가 통증을 견디지 못하니 '약물이 소용없으면 수술'이라는 단순한 생각으로 인공관절수술을 권했다는 겁니다. 다른 치료의 가능성에 대해선 아무런 설명도 없고 그저 수술을 권하니 환자로서는 망설일 수밖에 없었던 것이지요.

사실 환자의 연골은 $4cm^2$ 정도의 연골 손상과 노화의 흔적 말고는 전체적으로 60대의 관절이라고 해도 믿을 만큼 건강했습니다. 단지 $4cm^2$ 내외의 병변 하나를 해결하기 위해 인공관절수술을 한다는 것이 굉장히 아깝다는 생각이 들 정도였습니다. 검사 결과와 진단에 대한 이야기를 하던 중 김정자 씨는 다른 치료법이 있냐고 물었습니다. 일단 인공관절수술은 유보하고 줄기세포치료를 먼저 시도해보길 제안했습니다.

"현재 관절염이 여기저기 흩어져 있는 상태가 아닙니다. 문제 있는 한 곳만 집중적으로 치료하면 통증 없이 일상생활을 할 수 있을 거예요. 줄기세포치료제로 연골을 재생시키는 방법이 좋겠습니다. 손상 부위만 회복되면 앞으로 평생 무릎을 건강하게 지키며 지내실 수 있을 겁니다."

일반적으로 손상 부위가 작은 관절염 환자는 자가연골이식술이나 자가연골배양이식술을 고려하지만 환자처럼 나이가 많은 경우엔 자신의 연골을 사용하는 데 무리가 있습니다. 태아의 혈액인 제대혈을 이용한 줄기세포가 분화력과 재생효과 모두 더 뛰어나기 때문에 환자에게 제대혈줄기세포치료제를 제안했습니다. 인공관절수술 외에 다른 재생치료를 시도해보자는 이야기에 환자의 얼굴이 밝아졌습니다. 제대혈의 특징인 면역거부반응이 나타나지 않고 부작용이 없다는 설명을 듣고 나니 수술 결정은 더 쉬워졌습니다.

"한번 해볼래요. 부작용도 없다는데 뭐가 무서워서 망설이겠어요. 설사 연골이 다 채워지지 않더라도 다시 한 번 시도하면 되는 거잖아요? 뼈를 깎아내는 것보다야 백 배 낫지요."

수술 날 김정자 씨는 입원 처리며 병실 준비물 등을 직접 챙기고 입원실로 올라갔습니다.

수술은 무난히 진행됐습니다. 비절개관절내시경으로 줄기세포치료제를 주입했고 전체 수술은 채 1시간도 걸리지 않았습니다. 일주일의 짧은 입원 뒤 바로 퇴원했습니다. 그런데 퇴원 한 달 후 방문 진료 날 웃지 못할 일이 벌어졌습니다. 점심식사를 마치고 주차장에서 올라오는 길, 한 손에는 자동차 열쇠를 들고 차 안에서 목발을 꺼내는 김정자 씨와 마주친 것이지요. 땅에 발을 딛지 않도록 목발 생활을 하고 운전은 그 이후에나 시작해야 한다고 당부를 했건만 직접 운전을 해서 병원에 온 것입니다. 환자 역시 무안한 표정으로 웃음을 지어 보였습니다.

"무릎이 아무렇지도 않더라고요. 그래서 그냥 직접 운전해서 왔어요."

가끔 주의사항을 잘 지키지 않는 환자를 볼 때면 '차라리 조금 더 아프게 놔둘 걸 그랬나?' 하는 짓궂은 후회를 할 때가 있습니다. 통증이 사라지면 그대로 무릎이 완치됐다고 생각해 걷거나 뛰어다니는 환자도 있습니다. 하지만 이러한 행동은 힘든 치료를 모두 물거품으로 만들어버리는 일입니다. 그날 김정자 씨는 저에게 한참 잔소리를 듣고 진료실에서 대리운전을 불러 집으로 돌아갔습니다.

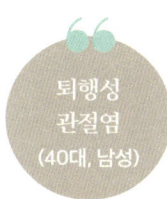

인공관절 대신 줄기세포를 선택하렵니다!

치료법 _ 자가골수줄기세포치료술

한기수 씨는 이제 40대 중반에 들어선 비교적 젊은 환자였습니다. 젊어서부터 시작한 건축업을 계속하고 있었고 무릎에 불편함을 느끼기 시작한 지는 5년이나 지난 상황이었습니다. 아직 아이들도 어리고 해야 할 일도 많은 나이라 병원 방문을 차일피일 미루기만 한 것이지요. 그러던 어느 날 무릎이 아파 도저히 일을 나가지 못할 지경이 돼서야 아내와 함께 병원을 찾아왔습니다.

"무릎에 무슨 사달이 나긴 났나봐요. 지금까지는 그냥저냥 지낼 만했는데 이제는 그럴 수도 없네요."

20대부터 아버지와 함께 건축현장에서 일을 시작했고 성실한 성격 탓에 몸 쓰는 일이나 힘든 일도 마다하지 않았습니다. 오랫동안 몸을 돌보지 않고 일해온 탓에 어깨며 허리며 성한 곳이 없었습니다. X-ray 촬영만으로도 관절 여러 군데가 모두 좋지 않은 상태라는 것이 쉽게 확인될 정도였으니까요. 무릎은 그중 특별히 더 나쁜 부위였습니다.

"이전에 무릎을 다치거나 수술을 받으신 적은 없나요?"

"일을 처음 시작한 20대 때, 현장에서 넘어져서 연골판을 조금 잘라내는 수술을 받았어요. 다른 특별한 사고는 없었습니다."

최초의 원인은 연골판 파열에서 시작된 것으로 짐작할 수 있었습니다. 무릎의 반월상연골판은 마치 쿠션처럼 체중을 버티고 충격을 흡수하는 역할을 하지만 닳아 없어져도 큰 이상 징후가 나타나지 않아 그대로 방치하기 쉽습니다. 하지만 그 상태가 지속되면 퇴행성관절염으로 진행되고 말지요. 환자는 연골판이 닳아 없어지는 상황에서도 무리한 노동을 계속한 탓에 때이른 퇴행성관절염이 발병한 경우였습니다.

"연골판은 이미 오래 전에 사라진 것으로 보이고 연골 역시 많이 상했습니다. 통증이 더 심해질 거예요. 이대로 두면 인공관절수술을 해야 할 수도 있어요. 하루라도 빨리 치료를 하는 게 낫습니다."

인공관절 이야기를 들은 한기수 씨는 깜짝 놀라는 표정을 지었습니다.

"이 나이에 인공관절이라니요. 지금껏 인공관절수술을 했던 선배를 많이 봤지만 현장으로 복귀한 사람은 한 명도 없었어요. 인공관절은 절대로 안 돼요. 전만큼 일을 못할 수는 있어도 저는 다시 현장으로 가야 합니다. 그래서 치료도 하려는 것이고요."

환자는 일을 위해서도 인공관절만은 안 된다고 고개를 저었습니다. 사실 한기수 씨의 걱정이 틀린 말은 아닙니다. 환자들의 흔한 착각이 인공관절수술 후 무쇠다리를 얻은 것과 같다고 여기는 것입니다. 하지만 인공관절수술은 이전에 전혀 할 수 없던 일상생활이나 가벼운 산책, 여행 정도를 가능하게 해주는 수술일 뿐입니다. 무릎과 주변 조직에 무리가 가지 않는 생활법을 익혀야 인공관절수술 후 더 나은 일상생활이 가능합니다. 물론 건설현장처럼 몸을 쓰는 곳에서 일하는 것은 불가능하지요.

환자의 고집 덕분에 치료의 방향이 자연스럽게 정해졌습니다. 연골을 이식하기에는 손상 면적이 너무 넓었고, 연골배양이식술은 수술이 두 번 이루어져야 한다는 게 부담이 돼 환자가 먼저 거절했습니다. 남은 방법은 줄기세포치료뿐이었습니다.

"나이가 젊기 때문에 자신의 골수에서 줄기세포를 추출해 무릎에 이식하는 방법과 태아의 제대혈에서 추출한 줄기세포치료제를 이용하는 방법 중 선택할 수 있습니다. 비용은 자신의 골수를 이용하는 것이 치료제를 사용하는 것보다 더 저렴해요. 골수줄기세포이식은 자신의 줄기세포를 이용하기 때문에 부작용도 없지요."

환자는 자가골수줄기세포치료를 선택했습니다. 자가골수줄기세포는 15세에서 49세까지 비교적 젊은 연령층만 보험에 적용되는 치료로, 한기수 씨 역시 적용 대상에 포함돼 부담이 적었습니다.

골수줄기세포치료는 줄기세포치료제를 이용하는 수술에 '골수를 추출하는 과정'만 더해질 뿐, 수술 자체는 큰 차이가 없습니다. 골수는 환자의 엉덩이뼈에서 뽑는데, 부분 마취를 합니다. 채취한 골수는 원심분리기로 줄기세포와 도움이 되는 인자만 분리해 앰플 형태로 저장되고 이 앰플을 주사기에 넣어 손상된 연골에 뿌려주듯이 이식하면 수술은 끝납니다. 0.5cm 정도의 구멍 2~3개에 관절내시경을 넣어 진행하기 때문에 흉터가 남지 않고 회복도 빠릅니다.

수술 후 환자는 예상했던 대로 회복되는 양상을 보였습니다. 3개월 후에는 계단을 내려가거나 쪼그릴 때를 제외하곤 일상생활에서 불편함을 느끼지 못할 정도로 나아졌습니다. 6개월 후에는 계단을 오르내릴 수 있게 되었고 빨리 걷는 것이 가능해질 정도로 좋아졌습니다. 그리고 1년이 지났을 때는 무릎의 기능이 대부분 회복돼 제주 올레길을 너끈히 완주했다고 전해왔습니다. 그리고 그 즈음 한기수 씨는 다시 일터로 복귀할 수 있었습니다.

"인공관절보다 낫기는 하지만 무릎관리를 꾸준히 해주셔야 해요. 예전처럼 건설현장에서 무리하시면 다시 무릎이 망가집니다. 운동도 적당히 하시고 항상 신경 써 주세요."

정기 외래 진료의 마지막 날 한참이나 잔소리를 들은 한기수 씨는 멋쩍은 얼굴로 감사의 말을 전했습니다.

"무릎의 소중함을 알았으니 앞으로는 잘할 겁니다. 일터로 돌아갈 수 있어서 너무 좋습니다. 선생님, 감사합니다."

한기수 씨는 아내의 손을 잡고 진료실을 나섰습니다. 다행히 지금까지 무릎에 이상이 생겼다는 소식은 들려오지 않습니다.

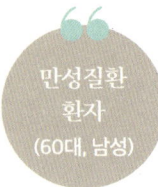
만성질환
환자
(60대, 남성)

나 같은 사람도
치료할 수 있다니, 기적입니다

치료법 _ 줄기세포치료제

고형석 씨는 젊어서부터 당뇨와 고혈압을 앓아온 만성질환 환자였습니다. 술과 담배를 좋아해 늘 아내와 자식들에게 잔소리를 들어야 했지요.

"내 몸은 내가 알아. 괜찮다니까!"

하지만 환자는 늘 괜찮다고만 생각했습니다. 약을 먹으니 괜찮고, 살만큼 살았으니 괜찮고, 무엇보다 자신이 사는 데 불편이 없으니 괜찮다는 것이 어르신의 지론이었습니다. 사실 어르신에게는 술과 담배를 끊지 못할 남모를 이유도 있었습니다. 젊어서부터 가끔씩 찾아오는 무릎 통증을 술 한 잔과 담배 한 개비로 잊고 지냈던 것이지요. 환자에게 반주와 담배는 무릎 통증을 견디게 해주는 자신만의 진통제였습니다.

"아버지, 요즘 TV도 안 보세요? 이제 술이랑 담배 끊으셔야 해요. 당뇨랑 고혈압 때문에 치매라도 걸리면 어쩌려고 그러세요."

한 귀로 듣고 한 귀로 흘리던 잔소리가 반복되던 어느 날 자식들의 걱정대로 진짜 괜찮지 않은 일이 벌어졌습니다. 무릎이 아파 병원에 갔다가 만성질환 때문에 치료를 할 수 없다는 이야기를 들은 것입니다.

"지난번에 왔을 때만 해도 인공관절수술을 시도해볼 수 있었는데, 이제는 심장 기능이 35%로 떨어졌어요. 뇌에서도 경미하나마 출혈 흔적이 발견됐고 상태가 매우 위중합니다. 이 상태로는 무릎 수술을 진행할 수 없어요. 당뇨와 고혈압도 문제이니 당장 술, 담배를 끊어야 합니다."

의사의 꾸지람에 당황한 것은 환자 본인뿐만이 아니었습니다. 아들 내외 역시 무릎치료를 좀 더 일찍 시작하지 못했던 것이 후회스러웠습니다.

"혹시나 해서 수술을 진행해보려 했는데 수술 동의서에 '심정지가 올 수도 있다'는 내용이 있더라고요. 그걸 본 순간 정말 수술은 안 되겠다는 생각이 들어서 그 길로 그냥 모시고 나왔어요. 그런데 집에 오시고부터는 움직이지도 못하고 힘들어하세요. 술이랑 담배는 끊으셨는데, 죽을 때까지 약만 드시라고 할 수도 없는 노릇이고…. 달리 방법이 없을까 해서 찾아왔습니다."

첫 진료에서 아드님이 그간의 자초지종을 털어놓는 사이, 환자는 창밖만 바라보았습니다. 검사 결과 환자는 오랫동안 건강관리를 하지 않은 탓에 약을 먹어도 당뇨와 고혈압 증세가 조절되지 않는 고위험군 환자인 것을 확인했습니다. 고위험군 환자는 술과 담배를 끊는다고 해도 하루아침에 건강이 회복되지 않습니다. 수술 중 과다출혈, 심정지의 위험이 있고 수술 후에는 뇌출혈이나 심근경색, 신장 질환이 발병할 위험이 높아 인공관절수술은 여러모로 위험합니다.

"여러 상황을 고려해볼 때 줄기세포치료만이 유일한 방법입니다. 40대 때부터 당뇨와 고혈압이 진행 중이었고 조절이 안 되는 상태입니다. 현실적으로 완쾌는 어렵지만 더 나은 삶의 질을 위해 줄기세포치료를 권해드립니다."

일단은 현실적인 예상 수술 결과를 말씀드린 뒤 그에 맞는 줄기세포치료법을 권했습니다. 통증이 나아지고 점차 연골이 재생돼 일상생활 정도만 가능해져도 환자가 느끼는 삶의 질은 훨씬 나아질 것입니다. 환자와 가족은 줄기세포에 대한 긴 설명을 들은 후 치료를 시작했습니다.

수술 방식은 여느 환자와 비슷했지만 재활 기간은 좀 더 길게 잡았습니다. 보통은 수술 후 2주, 1개월, 3개월 식으로 경과를 관찰하지만, 환자의 경우 일주일에 한 번씩 집중적으로 상황을 점검하고 경과를 관찰했습니다. 다행히 3~4개월이 지나자 치료 효과가 나타나 '걷는 건 확실히 좋아졌다'는 이야기를 들을 수 있었습니다.

보통 줄기세포치료는 결과를 확인하기까지 재활 기간을 총 1년으로 예상합니다. 젊거나 손상 범위가 상대적으로 좁은 경우엔 3개월이나 6개월 뒤에도 무릎의 상태가 좋아졌다고 느낄 수 있지만, 9개월에서 1년은 지나야 정확한 만족도를 파악할 수 있습니다. 이 기간 동안 환자는 꾸준히 재활운동에 임하며 상태가 호전되기를 기다려야 하지요.

수술 후 1년이 지나고 어르신은 일상생활에 지장이 없는 수준까지 회복했습니다. 검사를 통해 손상 연골의 60% 가량이 초자연골로 회복됐음을 확인할 수 있었습니다.

"어르신, 무릎 좋아지셨다고 술, 담배 다시 시작하면 안 됩니다. 평생 무릎을 관리한다는 생각으로 산책도 하고 수영도 다니셔야 해요. 아셨죠?"

지금도 어르신은 주기적으로 관절 상태를 체크하기 위해 병원을 찾습니다. 당뇨나 고혈압, 심장과 마찬가지로 3개월에 한 번씩 관절을 위한 정기점검도 받습니다. 어르신은 자신이 주변 사람들에게 '백세시대를 위해 관절 정기검진이 필요하다'고 권하고 다니는 관절 건강 전도사가 되었다고 전했습니다.

사람들이 관절염과 무릎 통증을 가볍게 여기는 이유는 생명에 지장을 주지 않기 때문입니다. 하지만 관절염은 그 어느 질환보다 삶의 질을 떨어뜨립니다. 뼈저린 통증이 찾아오고 나서 후회하면 이미 늦습니다. 소중한 관절을 지킬 수 있는 시작은 적절한 운동이라는 것을 기억해야 합니다.

5

소중한 관절 건강하게 지키는 평생 습관

소중한 관절을
망가뜨리고 있지 않나요?

─● 한국인은 관절염에 약하다?

가끔 해외여행을 다녀온 어르신들은 신기하게도 외국에는 다리 아픈 사람이 많지 않더라는 이야기를 합니다. 자신은 관절에 물이 차고 다리가 부어서 움직일 때마다 삐걱대는데 서양 사람은 쌩쌩하더라는 겁니다. 실제 통계를 보더라도 전 세계 사람 모두가 노화로 인한 관절염을 호소하는 것은 아닙니다. 유독 동양 사람, 그 중에서도 한국 사람이 관절염에 취약하지요. 대한슬관절학회의 2016년 자료를 보면 서양보다 동양에서 더 많은 무릎 손상이 발생하는 것을 확인할 수 있습니다. 한국인의 발병률이 10.6%, 일본인이 13%를 기록하는 데 반해 미국인은 3~5%에 그칩니다. 그렇다면 도대체 왜 한국인을 비롯한 동양인이 유독 관절염에 약한 것일까요?

많은 연구에서 공통적으로 지적하는 한국인의 관절염 발병 요인은 잘못된 생활습관입니다. 이해하기 쉽게 예를 하나 들어볼게요. 달리기나 마라톤을 할 때 건강한 관절과 자세로 운동한다면 아무런 문제가 생기지 않겠지요. 하지만 운동선수든 일반인이든 무리를 하거나 잘못된 자세를 오랫동안 유지하면 관절 내 여러 조직이 손상을 입어 관절염이 찾아옵니다. 서양인에 비해 한국인이 유독 관절염에 많이 걸리는 이유도 이와 같습니다. 퇴행성관절염은 뼈와 뼈를 연결하는 관절의 물렁뼈, 즉 연골이 닳아 생기는 질환입니다. 연골은 시간이 지날수록 마모가 심해져 결국 뼈가 직접 맞부딪치게 되지요. 우두둑 소리가 나기도 하고 심하면 무릎이 구부러지지 않거나 다리가 O자형으로 휘기도 합니다. 이 모든 증상의 원인으로 한국인의 공통된 생활습관이 자리 잡고 있는 것입니다.

습관이란 참 무섭습니다. 바닥에 앉는 것, 하이힐을 자주 신는 것, 무리한 등산을 반복하는 것, 통증이 생겨도 무시하는 것 등 모든 행동이 다 습관입니다. 물론 이 습관을 반복한다고 모두가 관절염에 걸리는 것은 아닙니다. 하지만 계속해서 관절에 부담을 주거나, 부상을 입은 후 방치해 연골 손상이 심해지면 누구에게나 퇴행성관절염이 찾아옵니다.

농경사회와 온돌문화

지금은 농사를 짓고 사는 사람이 많지 않지만 여전히 밭일이나 논일을 하는 분들이 계시지요. 안타깝게도 그분들 중 무릎이 성한 이는 거의 없습니다. 몸을 혹사하는 농경생활은 무릎을 쉽게 망가트립니다. 무릎은 다양한 요소가 이리저리 얽히고 서로에게 영향을 주는 구조입니다. 따라서 어느 한 곳에 이상이 생기면 전체가 망가져버리고 말지요. 부상이나 심한 압력 등이 관절에 가해지면 활막이나 뼈에서 염증 유발 물질이 분비돼 연골 마모가 빠르게 진행됩니다. 농사일처럼 무릎과 허리에 과도한 부담을 주는 노동을 계속하면 더 빨리 노화가 진행되는 이유가 여기 있습니다.

게다가 한국사회의 특징이기도 한 온돌문화도 관절 건강에 악영향을 끼치는 대표적인 요인입니다. 나이가 많은 어르신 중에는 걸어 다니는 시간보다 쪼그려 앉아 생활하는 시간이 더 긴 경우가 있을 정도로 우리는 좌식문화에 익숙합니다. 입식생활의 서양인은 엉덩이관절염이 많은 반면, 동양인에게 무릎관절염이 더 많이 나타나는 것도 이 좌식생활 때문입니다. 좌식문화에 익숙한 한국 사람은 수시로 앉았다 일어났다를 반복해야 합니다. 걸레질, 재래식 화장실 이용, 김장, 세수 등 쪼그려 앉아 하는 일이 많습니다. 온돌문화가 무릎을 망가트리고 있는 셈이지요.

관절연골은 마찰에 매우 잘 견디는 특성을 지니고 있지만 반복적인 충격에는 상대적으로 약합니다. 가만히 서 있는 것, 걷는 것, 계단을 오르내리는 것, 뛰는 것의 순으로 무릎에 가해지는 충격이 큽니다. 그런데 서 있을 때보다 걸을 때 무릎의 부담이 4~5배 가량 커진다면, 쪼그려 앉는 것은 그 부담이 10배로 커집니다. 한국체육대의 실험 결과, 하루 30분 이상 쪼그린 자세로 생활한 사람이 일반인보다 무릎관절염에 노출될 위험성이 1.5배 높은 것으로 나타났습니다. 압력이 높은 자세로 매일 걸레질을 하고 집안일을 한다면 관절염에 걸릴 확률이 늘어날 수밖에 없습니다.

O다리와 비만, 줄어드는 근육

O다리가 많은 한국인의 체형도 무릎관절염을 증가시키는 원인으로 꼽힙니다. O다리는 발을 붙이고 섰을 때 양쪽의 허벅지, 무릎, 종아리, 복숭아뼈가 붙지 않아 주먹 하나가 왔다 갔다 할 정도로 사이가 뜨는 형태를 말하지요. 이런 체형의 경우, 무릎에서 충격을 흡수하는 반월상연골판의 한쪽 면이 심한 자극을 받습니다. 무릎에 체중 부하가 골고루 분산되지 않고 안쪽에 더 많은 하중이 가해져 손상이 커지지요. 거기다 절을 하거나 책상다리와 같은 바닥생활을 하며 무릎을 자주 굽히다 보면 변형이 가속화되면서 관절염이 더 빨리 찾아옵니다.

비만 역시 관절염의 전조 질환인 반월상연골판 파열의 원인으로 꼽힙니다. 체질량지수(BMI)가 높을수록 반월상연골판 손상 가능성 또한 높아지는데, 키 170cm에 몸무게 87kg로 체질량지수가 30 이상으로 나타난 사람은 정상체중인 사람보다 관절염 발생 위험성이 4~6배 높다는 보고가 있습니다. 비만은 연골에 가해지는 무게를 증가시켜 더욱 심한 마모를 유도합니다. 그뿐 아니라 걸음걸이도 비정상적으로 변형될 확률이 높아 연골에 큰 부담을 줍니다. 연골 손상 빈도도 그만큼 높아지지요. 반대로 체중을 5kg 줄이면 관절염 발생 위험성이 50% 가량 감소합니다. 그런데 2016년 〈국민건강영양조사〉에 따르면 우리나라 성인 남녀 30세 이상 비만 발생률은 꾸준히 상승하고 있는 것으로 나타났습니다. 관절염 위험인자가 점점 많아지고 있는 셈입니다.

나이가 들수록 줄어드는 근육량도 고려해야 할 원인 중 하나입니다. 인체는 노화가 진행되면서 근육이 줄어들도록 설계돼 있습니다. 20세를 정점으로 근육이 늘었다가 35~40세가 되면 근력이 절반으로 줄어드는데 그 속도가 남성보다 여성에게서 훨씬 빠르게 진행됩니다. 어떤 이유로든 근육이 빠지면 무릎을 움직이는 뼈와 관절에 부담이 더 커집니다. 허벅지 근육이 받쳐주지 않으니 나머지 조직이 더 일을 해야 하는 것이지요. 인간의 몸은 시간의 흐름대로 그저 맡겨두기만 하면 점점 약해질 수밖에 없습니다.

사계절 내내 취미는 등산뿐?

날이 흐리거나 추워질 때면 더욱 심해진 무릎 통증을 호소하는 경우가 종종 있습니다. 반대로 해가 좋고 습도가 높지 않은 나라를 여행하고 온 분들 중에는 '관절염이 싹 나았다'며 만성 통증이 사라졌다고 이야기하는 경우도 있지요. 실제로 계절이나 기후가 관절염의 증상을 완화하는 데 영향을 끼치는 것은 사실입니다. 얼마 전 미국의 관절염 환자를 대상으로 한 조사에서 10명 중 5명 이상이 습도(67%)와 기압(59%) 등 날씨에 따라 무릎의 통증 강도가 달라진다고 답했습니다. 관절에는 윤활유 역할을 하는 활액이 차 있습니다. 그런데 기압이 떨어지면 뼈 안의 공간이 확장돼 활액과 마찰을 일으키게 되지요. 관절염 환자에게 마찰은 곧 통증을 의미합니다. 게다가 기온이 내려가는 시기에는 혈액순환이 원활하지 못해 통증이 더욱 심해집니다. 관절의 유연성이 떨어지고 근육이 긴장할수록 무릎 통증도 비례해 증가합니다. 즉, 온도와 습도가 관절염 환자에게 직접적인 영향을 미치는 것이지요. 계절의 변화가 관절염을 발생시키지는 않지만 악화시키는 것은 사실입니다. 온도와 습도의 변화가 뚜렷한 대한민국의 사계절은 관절염 환자에게 결코 좋은 환경이라고 할 수 없습니다.

마지막으로 한국인이 관절염에 취약한 원인으로 등산을 빼놓을 수 없습니다. 등산은 대한민국 누구나 즐기는 운동 중 하나이며 특히 중장년층에게 인기가 높은 취미생활이지요. 오히려 젊었을 때보다 나이가 들면서 더 자주 산에 오르곤 합니다. 그런데 사실 등산은 나이가 들수록 자제해야 하는 운동입니다. 등산을 하면 관절에 힘이 많이 들어가 관절 부상이나 관절염이 악화될 가능성이 높기 때문입니다. 특히 산에서 내려올 때 무릎을 제대로 구부리지 않은 채로 걷거나 빠르게 내려오다 보면 연골판에 심한 충격이 가해져 관절 부상을 당하기 쉽습니다. 연골이 심하게 손상된 경우 높은 압력이 관절에 쏠리면서 증상이 악화될 수도 있습니다. 관절 건강을 위해서 등산은 멈춰야 하는 취미활동입니다.

예방은 최고의 치료

농경문화, 좌식생활, O다리, 근육량 감소, 비만, 사계절, 등산 등 한국인의 관절을 약하게 만드는 7가지 요인을 살펴보았습니다. 이러한 생활습관은 관절에 안 좋은 영향을 미치는 대표적인 요인입니다. 자신의 선택으로 개선시킬 수 있는 것도 있고 개선이 불가능한 것도 있지만 최소한 무엇이 자신의 관절 건강에 영향을 끼치는지 파악하고 주의를 기울일 필요가 있습니다.

모든 질환에 공통적으로 적용할 수 있는 이야기이긴 하지만, 최고의 치료법은 곧 예방입니다. 관절에 부담을 주는 행동과 운동은 피하고 건강할 때부터 체중관리와 근력관리를 꾸준히 해야 합니다. 특히 관절에 좋지 않은 등산은 물론 부상 발생의 위험이 높은 운동은 피하는 것이 좋습니다. 모든 운동은 스트레칭으로 몸을 충분히 풀어주고 난 뒤 시작하고 관절에 부담을 주지 않는 유산소운동과 근력운동을 번갈아 시행해야 합니다. 특히 40대 이상이라면 높낮이가 일정하지 않은 등산은 피하는 것이 좋습니다. 사람들이 관절염을 가볍게 보는 이유는 생명에 지장을 주지 않기 때문입니다. 하지만 관절염은 그 어느 질환보다 삶의 질을 떨어뜨립니다. 뼈저린 통증이 찾아오고 나서 후회하면 이미 늦습니다.

관절 건강을 위해
지금 확인할 것!

— 관절염이 나를 찾아오기 전에

고혈압, 디스크, 당뇨 등 '국민병'이라는 수식어가 붙은 질환은 많지만 그중 으뜸은 관절염입니다. 2000년대 들어 관절염은 고혈압, 당뇨, 고콜레스테롤혈증을 제치고 우리나라 45세 이상 성인의 가장 흔한 만성질환이 되었지요. 다른 질병에 비해 발병률의 증가폭이 큰 탓입니다. 실제 60대 이상 여성의 경우 매년 1% 이상 발병률이 늘어나고 있습니다.

관절염으로 인한 경제적 손실도 상당합니다. 매년 관절염으로 인해 발생하는 생산성손실액은 국내총생산(GDP)의 0.1%를 넘어섭니다. 질환의 생산성손실액으로는 독보적인 1위입니다. 요통·좌골통, 사고·중독, 위염·소화성궤양, 뇌졸중, 당뇨 등과 같은 다른 질병으로 인한 손실액보다 평균 1.5~3배 높습니다.

정신적 피해도 만만치 않습니다. 관절염 환자 중 질병으로 인해 슬픔이나 우울증을 1년 동안 유지하거나 경험한 사람은 10명 중 7명에 달합니다. 관절염 환자 중 만성적인 피로에 시달리고 자살과 같은 극단적인 생각을 해본 경험이 있는 비율도 30%가 넘습니다. 만성질환이자 국민병인 관절염이 나를 찾아오기 전에 먼저 점검해야 합니다.

바르게 앉아라

관절 질환은 생활습관으로 인한 병이라고 합니다. 책상다리나 쪼그려 앉는 자세는 무릎에 치명적이기 때문이지요. 한국인이라면 누구나 좌식생활에 익숙해져 있지 않은지 점검해봐야 합니다. 무릎관절은 서 있을 때 부담이 크다고 알려져 있지만, 무심코 취하는 앉은 자세 때문에 부담을 받는 경우가 훨씬 더 많습니다.

특히 책상다리는 무릎과 고관절에 치명적입니다. 책상다리를 할 때처럼 무릎관절을 과하게 굽히면 관절 주변의 인대와 근육이 지나치게 긴장하게 되고 양쪽 고관절이 바깥으로 무리하게 벌어집니다. 게다가 책상다리 자세를 너무 오래 취하다 보면 무릎이 바깥으로 휘는 O자형 다리가 될 가능성이 높습니다. 어쩔 수 없이 바닥에 앉아야 할 상황이 생긴다면 수시로 앉은 다리의 방향을 바꾸거나 자주 움직여야 합니다. 바닥에 앉을 때 방석을 반으로 접어 그 위에 앉고 무릎을 펴서 앉으면 무릎관절의 부담을 줄일 수 있습니다.

집안일을 할 때 흔히 취하는 쪼그려 앉는 자세는 무릎에 쏠리는 하중을 키워 무릎연골을 손상시키고 결국 관절염을 일으킵니다. 장시간 쪼그려 앉았다 일어섰을 때 일시적으로 무릎이 아픈 경험은 누구나 다 한 번쯤 있을 것입니다. 쪼그려 앉으면 연골에 윤활액이 충분히 침투하지 못해 뻣뻣해지고 이때 갑자기 일어서면 무릎에 충격이 더해져 연골 손상이 일어날 수 있습니다. 가급적 천천히 일어나야 합니다. 무엇보다 집안일을 할 때도 의자를 사용하는 등 평소에 쪼그려 앉는 자세를 피하는 것이 좋습니다.

걸음걸이를 확인하라

근골격계 질환을 일으키는 습관 중에 걸음걸이만큼 중요한 것도 없습니다. 서서 생활하는 인간은 하루에 최소 수천 보에서 최대 수만 보까지 걷지요. 많은 시간 동안 같은 자세를 반복해야 하기 때문에 나쁜 걸음걸이는 목과 허리는 물론 어깨, 고관절, 무릎, 발목 등 전체 골격계에 영향을 미칩니다. 평상시 통증이 있다면, 걸음걸이 검사를 통해 문제가 있는 부분을 진단하고 바르게 교정하는 것이 바람직합니다.

일반적으로 성인은 한 걸음의 길이가 35~40cm이며 앞쪽 발뒤꿈치와 뒤쪽 발의 엄지발가락 사이의 간격이 5~10cm입니다. 1분에 평균 90~120걸음(1.6km)을 걸으며 평균 에너지소비량은 100kcal이지요. 또한 정상적인 보행에서는 몸의 중심이 위아래 5cm 이상 흔들리지 않아야 하며 발뒤꿈치가 땅에 닿을 때 발바닥이 모두 지면에 닿아야 합니다. 이러한 일반적인 보행 패턴을 기준으로 삼고 자신의 보행 습관을 비교하면 어떤 부분이 이상한지 쉽게 파악할 수 있습니다. 만약 무릎관절의 중심이 지나치게 큰 폭으로 흔들리면 관절에 좋지 않은 영향을 끼칩니다. 허벅지 근육이 약하면 무릎관절이 완전히 펴지지 않고 발을 디딜 때 무릎이 흔들리는 느낌을 받습니다. 몸이 바로 서지 않고 앞으로 굽혀진 상태에서 걸으면 무릎과 발목에 더 많은 충격이 가해져 통증이 생깁니다. 물론 의식하지 못한 습관 외에도 통증이나 과로, 다리 쪽 질환에 의해 보폭이 줄어들기도 합니다.

보행분석 검사를 통해 걸음걸이를 확인하면 가장 근본적인 생활 습관을 바로잡을 수 있습니다. 만약 가족 중 관절염 환자가 있거나 비교적 이른 나이에 관절 통증이 시작됐다면, 이로 인해 걸음걸이에 변형이 시작될 수 있습니다. 이 경우엔 보행분석 검사를 통해 문제를 진단하고 교정 과정을 거치는 것이 바람직합니다.

폐경기를 주의하라

얼마 전까지만 해도 관절염은 '어머니의 병'이라 불리기도 했지요. 요즘에야 관절염의 발병 시기가 어려지고 외상이나 무리한 운동으로 인한 남성 환자의 비율이 늘고 있기는 하지만, 기본적으로 관절염은 대체로 나이 많은 여성이 쉽게 걸리는 병으로 인식돼왔습니다.

그렇다면 관절염 환자 10명 중 7명이 여성일 정도로 여성이 관절염에 취약한 이유는 무엇일까요? 바로 '폐경'이라는 인생의 큰 통과의례 때문입니다. 여성의 몸에서 여성호르몬은 보호제와 같은 역할을 합니다. 여성호르몬이 분비돼야 근육량이 유지되고 신체활동도 활발히 이루어지지요. 때문에 폐경이 시작되면 우리 신체는 하루아침에 보호제를 잃어버린 상태가 됩니다.

실제로 폐경이 되면 여성의 심혈관계 질환 발생 비율이 남성보다 높아집니다. 게다가 폐경은 골다골증의 첫 신호탄이라 할 수 있습니다. 기본적으로 여성의 뼈는 남성보다 골밀도가 낮은데 폐경이 시작된 첫 5년 동안에는 그 지수가 더욱 급격하게 낮아져 골다공증이 생깁니다. 이후 하체는 가늘어지고 상체에는 살이 붙는 전형적인 상체비만의 형태로 변하게 되지요. 나잇살은 늘어가는데 허벅지 근육은 줄어드니 관절이 버티지 못해 근육통이나 관절염이 쉽게 찾아오는 것입니다.

여성은 나이가 들수록 체지방을 감량하고 하체를 강화할 수 있는 운동을 꾸준히 해야 합니다. 하체에 심한 부담을 주지 않는 걷기나 수영 같은 유산소운동을 하는 것이 바람직하며 하체 근력을 키울 수 있는 완만한 코스의 둘레길을 걷는 것도 좋습니다. 폐경 이후 건강관리의 시작은 운동이라는 것을 기억해야 합니다.

─. 너무 유연해도 안 좋다

의외로 선천적으로 몸이 유연한 이들 중에 관절 질환으로 고생하는 경우가 많습니다. 진료실을 찾은 환자 중 1년에 1~2명은 꼭 그런 경우이지요.

"무릎은 당연하고 발목, 손목, 허리까지 모든 관절이 다 아파요."

이럴 경우 검사를 진행해도 특별히 인대가 늘어나 있는 것을 발견하는 경우는 드뭅니다. 무릎의 인대는 허벅지뼈와 종아리뼈를 잡아주어 무릎이 앞뒤로 흔들리지 않게 고정시켜주는 역할을 합니다. 그런데 선천적으로 인대가 느슨한 경우, 허벅지뼈나 종아리뼈가 움직이는 범위가 넓어져 과하게 무릎이 흔들리지요. 허벅지뼈와 종아리뼈가 과하게 움직이면 관절이 덜렁거려서 연골끼리 부딪히게 되고, 결국 더 빨리 상하게 됩니다. 심한 경우 더 이상 뼈가 제자리를 지키지 못 하는 탈구가 일어나기도 하지요. 하지만 대체로 그 전에 통증이 먼저 찾아오곤 합니다.

자신의 관절이 유연하지만 그만큼 통증이 잦다면 뼈가 무리하게 움직여 연골이 점차 손상되고 있다는 것을 의미합니다. 이러한 환자에게는 우선 보존적 치료를 통해 근육을 강화하는 방법을 유도해야 합니다. 무엇보다 인대에 반복적인 스트레스를 주거나 인대가 늘어날 상황을 만들지 말아야 합니다. 특히 여성의 경우 하이힐을 신으면 발목관절이 망가질 확률이 높아지기 때문에 낮은 신발을 신는 것이 좋습니다. 운동을 통해 인대와 근육을 강화하면 외상이나 관절염으로부터 건강한 관절을 지킬 수 있습니다.

득보다 실이 많은 운동

예전보다 스포츠를 즐기는 사람이 늘면서 운동의 매력에 빠져 통증에 무감각해지는 환자가 늘고 있습니다. 과도한 운동으로 득보다 실을 얻는 경우는 크게 2가지 경우입니다.

첫째, 자신의 현재 상태를 정확히 파악하지 못하고 갑자기 운동에 뛰어들었다 부상을 당하는 경우입니다. 인체는 노화가 진행되면서 인대나 힘줄, 근육이 모두 약해집니다. 규칙적인 운동을 하지 않은 경우라면 30대가 지나면서 급격한 체력 저하가 나타나지요. 그런데 대다수의 남성은 자신의 신체가 노화했다는 사실을 인정하지 않습니다. 이른바 '왕년의 자신'으로 착각하고는 그대로 그라운드로 뛰쳐나가는 식입니다. 스트레칭 같은 충분한 사전 운동을 하지 않으면 관절은 쉽게 부상을 입습니다. 운동을 하다 넘어지거나 부딪히는 경우에는 무릎 내부의 구조물이 파열되는 질환이 더욱 쉽게 나타납니다.

둘째로 통증을 이기려 더 열심히 운동을 하는 경우입니다. 의사로서 가장 안타까운 경우는 파열이 일어나 부종이 생긴 상태에서 통증과 경쟁하며 운동을 계속하는 환자를 볼 때입니다. 운동으로 인해 자주 발생하는 무릎 손상은 반월상연골판 파열입니다. 체중 부하나 각종 외상 및 충격으로 인해 나타나지요. 20~30대의 젊은 연령층에서는 축구나 농구, 달리기, 겨울철 스키나 스노보드 등 빠르고 과격한 스포츠를 즐기다 생기는 경우가 많습니다. 그런데 중·장년층의 경우엔 노화의 진행으로 일상생활을 하던 중 갑자기 연골판 파열이 발생하기도 합니다. 연골판이 파열되면 찢어지거나 끊어지는 느낌이 들고 통증과 부기가 나타납니다. 하지만 움직이거나 걷는 데 불편한 정도여서 단순 근육통으로 오인하거나 통증을 무시하고 그대로 일상생활이나 운동을 이어 나가는 경우가 많지요. 하지만 이는 병을 키우는 행위임을 알아야 합니다.

병원을 찾지 않은 채 시간이 지나 부기와 통증이 심해진 상황이라면 절대로 가볍게 여겨서는 안 됩니다. 모든 무릎 질환의 마지막 단계는 관절염입니다. 반월상연골판 파열도 그대로 방치하면 연골과 뼈에 계속해서 충격이나 체중 부하가 집중돼 연골 마모가 시작됩니다. 결국 관절염으로 진행되고 말지요. 득보다 실이 많은 무리한 운동은 자제하는 것이 옳습니다.

통증을 알아야 무릎을 고친다

─● 통증, 제대로 이해하자

관절염의 가장 흔한 증상은 통증입니다. 관절염 치료의 기본 목적 또한 통증을 줄이고 관절의 기능을 유지하는 데 있습니다. 통증 조절이야말로 관절염치료의 핵심이라고 할 수 있는 것이지요.

관절염 환자는 저리다, 시리다, 찌릿찌릿하다, 쑤시다 등 다양한 표현으로 자신의 통증을 호소합니다. 그런데 통증 조절에 앞서 한 가지 짚고 넘어가야 할 것이 있습니다. 아무리 통증이 싫고 떨쳐버리고 싶다고 해도, 단지 통증만을 위한 치료는 해서는 안 된다는 겁니다. 모순적이지만 통증은 우리에게 3가지 기회를 제공합니다.

'안전할 기회' '회복할 기회' 그리고 '치료할 기회'입니다. 아픈 몸이 통증을 보내는 이유는 현재 나의 몸 상태의 심각성을 알리는 것과 몸을 다시 회복시키고, 더 이상 자연 치유가 되지 않으니 다른 치료를 해야 한다는 메시지를 전달하기 위함입니다. 때문에 단순히 통증을 느끼는 감각을 없애버리는 것이 아니라, 통증이 생기기 이전의 몸 상태로 되돌리는 과정이 필요합니다. 회복과 치유 없이 완쾌는 없습니다.

진통제 없이 버티기?

약물치료에 사용되는 진통제는 매우 다양하지만 크게 비마약성진통제와 마약성진통제로 나눌 수 있습니다. 비마약성진통제는 말초신경에 직접 작용해 통증 유발 물질을 줄여주는 역할을 하고, 마약성 진통제는 중추신경계를 마비시켜 뇌에서 통증을 느끼지 못하게 합니다. 대체로 암 환자처럼 통증이 심한 경우 사용하지요. 비마약성진통제는 다시 해열진통제와 소염진통제, 해열소염진통제로 나뉩니다. 기본적으로 통증을 가라앉히는 기능을 갖추고 여기에 열을 내리는 기능을 추가하면 해열진통제로, 염증을 가라앉히는 기능이 추가되면 소염진통제로 불리는 식입니다. 우리에게 익숙한 타이레놀이나 게보린, 펜잘은 해열진통제이고 아스피린은 염증을 가라앉히는 역할도 하는 해열소염진통제에 해당됩니다.

관절염 환자에게 주로 쓰이는 진통제는 비마약성진통제입니다. 관절염 환자들이 자주 찾는 트라스트, 케토톱 등은 소염진통제에 해당되지요. 소염진통제는 위장관 출혈 등의 부작용이 거의 없는 것이 특징입니다. 또한 혈액순환을 돕고 면역체계를 적절히 조절해 관절세포의 퇴행성 변형을 억제하는 효과도 있습니다.

간혹 관절염약에 내성이 생긴다며 마음대로 약을 끊는 환자도 있습니다. 하지만 이는 틀린 말입니다. 비마약성진통제인 관절염약은 내성이 생기지 않습니다. 평소와 같이 진통제를 복용했는데도 통증이 나아지지 않고 더 심해진다면 진통제의 효과가 떨어진 것이 아니라 통증 자체가 예전보다 심해졌거나 진통제와 잘 맞지 않기 때문입니다. 의사의 처방 없이 무턱대고 약을 멀리하면 통증만 심해져 더욱 위험하므로 반드시 전문의와 상의하는 것이 좋습니다.

반면에 장기간 다량의 소염진통제를 복용하면 위나 신장 질환의 위험이 커질 수 있습니다. 관절염 치료에 널리 쓰이는 비(非)스테로이드성소염진통제를 장기간 복용한 약 2%의 환자가 만성궤양을 경험한 것으로 보고됐습니다. 관절염약을 먹고 속이 안 좋다고 느낀다면 담당 의사와 상의해 약을 바꾸거나 조절하는 것이 좋습니다.

냉찜질 VS 온찜질

갑작스럽게 통증이 느껴지는 경우 우리가 쉽게 할 수 있는 관리법은 찜질입니다. 기본적으로 관절은 온찜질을 좋아합니다. 관절이 따뜻해지면 조직이 부드럽게 이완되고 혈액순환도 원활해지지요. 근육통이나 인대에 염증이 생긴 경우엔 마사지나 온찜질만으로도 통증이 많이 가라앉기도 합니다. 게다가 치유 물질도 활발히 분비돼 염증이 생긴 조직의 회복도 빠르게 진행되지요. 하지만 무릎의 상태에 따라 온찜질이 맞지 않는 경우도 있어 주의가 필요합니다.

대체로 만성 통증은 온찜질, 급성 통증은 냉찜질이라 생각하면 치료법을 구분하기 쉽습니다. 만성인지 급성인지를 확인하기 위해서는 반드시 열감을 확인해야 하는데요, 정확한 사고가 기억나지 않더라도 일단 열감이 느껴지는 경우엔 차가운 찜질을 해주는 것이 바람직합니다.

만약 관절에서 통증과 부기와 함께 열감까지 느껴진다면 급성 통증으로 염증이 심해진 상태라 할 수 있습니다. 이때는 냉찜질이 적당합니다. 또한 피부가 빨갛게 부어오르면서 열기가 올라오는 경우엔 세균성 감염을 의심해볼 수 있습니다. 연조직염(봉와직염)이라 불리는 염증성 질환으로 세균이 피부 밑으로 들어가 퍼져 나타나는 질환이기 때문에 뜨거운 찜질을 하면 혈류가 빨리 돌아 오히려 염증이 악화될 수 있습니다. 차가운 찜질로 혈류를 가라앉혀 세균이 퍼지는 것을 막아야 합니다. 운동 후 외상이 발생한 경우에도 냉찜질이 적당합니다.

특히 무릎이 부은 경우 혈액의 흐름을 원활하게 하기 위해 온찜질이나 반신욕을 하는 환자도 있습니다. 그런데 이로 인해 오히려 무릎에 물이 찰 수도 있습니다. 그러므로 반신욕 전 무릎의 상태를 확인하는 것이 좋습니다. 무릎 앞쪽 뼈인 슬개골을 중심으로 바깥 윗부분이 튀어나오고 물컹거린다면 이는 무릎에 물이 찬 경우이며, 슬개골이 좌우로 잘 움직이지 않는 증상도 무릎에 물이 찼을 때의 특징입니다. 특히 뜨거운 탕 안에 있으면 무릎에 물이 차는 속도가 더욱 빨라지므로 확실한 자가진단이 더욱 중요합니다. 만약 무릎에 물이 찼다고 판단된다면 찜질보다는 병원을 찾는 것이 더 나은 해결 방법입니다.

하지만 반신욕은 추운 날씨에도 신체의 온도를 유지할 수 있는 가장 손쉬운 방법이기도 합니다. 혈액순환을 좋게 해줘 관절염 환자의 통증 관리에 도움이 되기도 하고요. 물의 온도를 38~40도로 맞추고 20분 정도 반식욕을 하면 근육이 이완되고 긴장이 풀려 근골격계 만성 통증을 해결하는 데 도움이 됩니다. 또한 반신욕을 통해 혈액순환을 원활히 하면 수면 장애나 피부염, 부인과 질환 등에도 도움이 돼 삶의 질이 높아집니다.

무릎에 좋은 운동법은 따로 있다

움직일수록 더 건강해지는 무릎

관절염에는 급성 관절염과 만성 관절염이 있습니다. 염증이 심한 급성기에는 운동을 할 수 없습니다. 통증이 심하다면 일단 휴식을 취하는 것이 최선의 방법입니다. 하지만 약과 물리치료로 어느 정도 통증이 조절된다면 무릎을 위한 운동을 시작해야 합니다.

    무릎은 움직이지 않으면 노화가 더 빨리 진행됩니다. 활액이 줄어 무릎이 더 많이 굳어버리기 때문입니다. 게다가 운동량이 부족하면 무릎을 붙잡는 허벅지와 종아리 근육이 약해져 관절염이 더 심해집니다. 운동을 통해 체중을 줄이면 관절이 받는 부담 또한 적어지지요. 기본적으로 일주일에 3회, 30분씩 가볍게 걷는 것부터 시작하는 것이 좋습니다. 허벅지 근육을 단련시키기 위해서는 꾸준한 스트레칭과 실내자전거 타기, 수영 등이 도움이 됩니다. 배드민턴, 테니스, 등산은 관절에 좋지 않은 운동입니다. 환자들 중에는 좋아하는 운동을 포기하지 못하고 수술이나 치료 후에도 할 수 있는지 여부를 묻는 경우가 종종 있습니다. "하고 싶다면 막을 수는 없지만 무릎이 붓거나 물이 차 통증이 느껴지면 바로 병원에 오세요"라는 대답을 할 수밖에 없지요. 이상 증상이 나타나면 곧바로 운동을 멈추고 쉬어야 합니다.

무릎 건강에 가장 최악의 상태는 '비만으로 인한 통증 심화 → 통증으로 인한 운동 부족 → 운동 부족으로 인한 비만 강화'의 사이클에 빠지는 것입니다. 악순환이 반복될수록 관절염은 심해지고 몸도 망가집니다. 운동은 이 악순환을 깰 수 있는 가장 확실한 방법입니다. '자신에게 맞는 운동 시작 → 운동으로 인한 체중 감소 → 체중 감소로 인한 통증 해소'의 선순환이 반복되면 지긋지긋한 관절염에서 해방될 수 있습니다.

하루 30분, 걸어라

걷기는 건강한 사람에게 가장 안전하고 효과적인 운동입니다. 걷는 것 자체가 통증을 유발하지만 않는다면 무릎관절염 환자에게도 필요한 운동이지요. 게다가 일상생활 속에서 부담없이 가장 손쉽게 할 수 있는 운동이기도 합니다. 하지만 최근 일반인에게 걷기란 일상적인 일이 아닙니다. 걷기의 권장량은 1회 10분 이상, 1일 30분 이상, 주 5일 이상 걷는 것이지만 2016년 〈국민건강통계〉에 따르면 성인 중 오직 40%만이 제대로 된 걷기를 생활화하는 것으로 나타났습니다.

걷기는 뼈와 근육, 관절이 골고루 움직이는 전신운동입니다. 특별히 부담을 느끼는 조직이 생기지 않아 부상의 위험 또한 적습니다. 유산소운동으로 체지방을 연소시키기 때문에 과체중을 해소하기에도 좋고 시간과 장소를 가리지 않는다는 점도 장점 중 하나이지요. 게다가 무릎 주변 근육을 강화시켜 관절을 건강하게 만듭니다. 근육과 인대가 강화되면 움직일 때마다 관절의 충격을 흡수해 노화가 진행되는 것을 막아줍니다. 관절의 유연성이 높아지면 관절의 운동 범위 또한 넓어져 통증을 줄일 수 있고 체중으로 뼈세포를 자극해 골밀도를 높이고 골다공증 위험도 낮춰줍니다.

걷기 운동을 할 때는 경사가 심한 길은 피하고 완만한 곳에서 걷는 것이 좋습니다. 상체를 바르게 세우고 시선은 정면을 향한 상태에서 양팔을 자연스럽게 흔드는 것이 올바른 자세이지요. 무릎에 부담을 줄이기 위해서는 뒤꿈치부터 발 중앙, 발가락 순으로 바닥에 닿을 수 있도록 걸어야 합니다. 처음에는 속도를 천천히 유지하다 조금씩 빨리 걸으면 자연스럽게 운동량을 늘릴 수 있습니다.

── 관절이 약하다면 수영

환자 중에는 배운 적이 없고 물속에 들어가는 것이 번거롭다는 이유로 수영을 꺼려하는 사람이 생각보다 많습니다. 하지만 "일단 한번 해보세요"라는 말씀을 드리며 강력하게 권하곤 하지요. 통증이 줄어든 상태에서 몸이 자유롭게 움직이는 느낌은 직접 경험해보기 전까지 알기 힘듭니다.

인간의 몸은 물속에서 가장 유연하게 움직일 수 있습니다. 관절의 운동 폭도 커지지요. 어깨나 무릎처럼 통증 때문에 운동 범위가 좁아진 관절도 물속에서는 더 잘 움직입니다. 때문에 물속에서 하는 운동은 무릎이나 허리, 발목관절에 이상이 있는 환자에게 가장 좋은 운동입니다. 물의 부력은 입수 깊이에 따라 관절의 체중 부담을 35%에서 90%까지 감소시켜주기 때문에 관절염 환자도 통증 없이 운동할 수 있습니다. 반면에 부력과 수압, 물의 저항까지 받기 때문에 그 운동 효과는 지상에서 하는 것보다 3~5배 정도 높지요. 부상의 위험이 적은 것도 물속 운동의 장점입니다.

관절염 환자는 수영과 아쿠아로빅을 통해 관절의 부담이 가장 적은 상태에서 무릎과 고관절을 반복적으로 움직일 수 있습니다.

이를 통해 다리 근력과 심폐지구력을 끌어올릴 수 있습니다. 관절염 환자의 전신운동으로는 최적이지요. 단순히 물속을 걷는 것만으로도 효과가 있습니다. 가슴 높이까지 차 있는 물속을 걸을 때면 수압으로 인해 혈액순환이 원활해져 심박수가 감소해 큰 어려움 없이 운동할 수 있기 때문입니다. 지상에서 하는 운동보다 숨은 덜 차고 오랜 시간 운동할 수 있습니다.

다만 주의할 점은 수중 운동 후 물 밖에 나왔을 때 허리나 무릎에 갑작스러운 중력이 가해져 불안정해지기도 한다는 것입니다. 따라서 운동 전후 반드시 스트레칭을 통해 근육과 관절을 풀어주어야 합니다.

― 허벅지 근육을 위한 자전거

자전거는 무릎에 부담을 주지 않으면서 허벅지 근육을 키울 수 있는 대표적인 운동입니다. 특히 사고의 위험이 적고 보다 안전한 실내자전거를 추천하곤 합니다. 일주일에 4~5회, 1회에 15~30분 정도 땀을 흘릴 정도의 속도로 타는 것이 좋습니다. 다만 운동 중 통증이 느껴지면 즉시 멈춰야 합니다.

환자 중에는 최근에 유행하는 실내자전거 운동인 스피닝으로 자전거 운동을 대신하는 경우도 있습니다. 스피닝이란 많은 인원이

음악에 맞춰 동작을 수행하며 빠른 속도로 실내자전거를 타는 운동입니다. 무릎관절을 위한 운동이라 하기엔 다소 무리가 있지요. 근골격계 환자에게는 관절에 부담이 가지 않는 선에서 운동 효과를 볼 수 있는 적정량의 운동을 하는 것이 매우 중요합니다. 그런데 스피닝은 많은 인원이 신나는 음악에 맞춰 한꺼번에 자전거를 타기 때문에 개개인의 수준에 맞춘 운동을 하기 어렵습니다. 운동량도 많은 편이기 때문에 근육이나 관절에 무리가 갈 수 있고요. 실제 스피닝을 하다가 근육이 파열돼 응급실에 오는 환자도 꽤 많습니다. 무엇보다 운동 후 심한 피로감이 몰려오고 다음날 통증이 느껴진다면 바로 운동을 멈추고 휴식을 취하는 것이 바람직합니다.

운동과 근육이
관절을 만든다

─ 근육의 불균형이 퇴행을 부른다

우리가 몸을 움직이고자 할 때 실제 움직임을 관장하는 조직은 어디일까요? 흔히 뼈가 움직임을 일으킨다고 생각하기 쉽지만 사실 진짜 일을 하는 곳은 온몸의 근육입니다. 몸속의 근육과 근육 안의 섬유다발, 섬유다발 속 섬유 하나하나가 일을 해야만 우리는 몸을 움직일 수 있습니다. 때문에 근육의 균형이 맞을 때 우리 몸은 건강할 수 있습니다. 근육의 균형 상태를 체크하고 교정하는 과정은 관절통의 치료와 예방에도 큰 도움이 됩니다.

가끔 보행분석 검사나 지면반발력 검사 결과 한쪽 발에만 무게

중심이 실리거나 몸의 중심이 앞이나 뒤에 쏠려 있는 경우를 볼 수 있습니다. 동일한 힘을 주고 있다고 생각하는 경우에도 실제 움직임은 그렇지 않을 때가 많습니다. 잘못된 습관이나 기능 저하로 몸의 균형이 깨지면 특정 관절이 부담을 받고 그때부터 손상이 시작됩니다. 특정한 외상이나 충격 없이 관절 손상이 발생한 경우는 근육의 균형이 맞지 않기 때문이라고 추측할 수 있습니다.

도수치료나 운동치료는 궁극적으로 근육의 활동 범위를 넓히고 균형을 맞추는 치료입니다. 근육분포도 검사를 통해 신체의 앞뒤 좌우 근육 중 특별히 약하거나 강한 근육을 발견하고, 이들의 균형을 맞추기 위한 새로운 움직임을 만들어 이를 학습시켜야 합니다. 근육 습관을 고치고 교육해 몸의 균형을 다시 맞추는 것이지요. 이를 통해 전체 균형이 맞춰지면 근육통은 물론 관절 통증 또한 줄어듭니다.

최근 근육의 불균형을 부르는 가장 주된 요인은 핸드폰의 과도한 사용입니다. 팔 앞쪽의 작은 화면에 집중하다 보면 자연스레 목은 앞으로 빠지고 어깨는 움츠러드는 자세를 취할 수밖에 없지요. 팔의 움직임 또한 작아집니다. 몸의 균형을 망가트리지 않기 위해서는 팔을 뒤쪽으로 돌려 어깨를 펴주는 운동과 굳은 목과 어깨를 이완시켜주는 스트레칭을 수시로 해주어야 합니다.

바른 자세가 운동의 기본

만성 통증 환자가 진료실을 방문한 경우 우선 진료실 한쪽 벽에 기대 서보게 합니다. 대부분의 환자는 바로 섰을 때 머리부터 발끝까지 무게중심선이 반듯이 내려오지 못하고 기우뚱하거나 끊깁니다. 자세가 흐트러져 통증이 발생하고 통증 때문에 다시 자세가 흐트러지는 일이 반복되면서 만성 통증에 시달리는 악순환에 빠지는 것이지요. 대체로 머리는 앞으로 빠지고 어깨와 무릎은 구부러진 구부정한 자세가 되기 십상입니다.

척추를 기본으로 하는 인체는 벽돌을 하나하나 쌓아 올린 구조물과 비슷합니다. 일자로 잘 쌓아 올리면 안정적이지만 위아래 벽돌의 모서리가 맞지 않으면 한쪽이 기울면서 불안정한 모양이 됩니다. 이 불안정한 구조로 가장 큰 부담을 느끼는 곳이 근육입니다. 흐트러진 자세를 유지하기 위해 근육이 긴장하면 근막의 지점이 뭉쳐 근막통증증후군이 생기기도 합니다. 여기저기 아픈 곳이 나타나는 겁니다.

무릎관절은 바르지 않은 자세로 쉽게 망가지는 부분입니다. 평상시 무릎을 다 펴지 않고 구부정한 자세로 지내다 보면 사용하는 관절면이 자연스레 줄어듭니다. 관절면 전체를 모두 사용하면 힘과 충격이 분산돼 마모가 지연되지만, 사용면이 줄면 특정 부위에 힘과 충격이 집중돼 더욱 쉽게 손상됩니다. 좁은 면적에서 계속해서 마찰이 생기니 퇴행성 질환도 더욱 빨리 찾아오고요.

걸을 때는 모델처럼 가슴을 펴고 시선을 멀리 두어야 하며, 뛸 때는 스포츠 광고 속 주인공처럼 힘차게 양팔을 흔들어야 합니다. 남이 봤을 때 반듯한 자세가 나에게도 좋은 자세입니다.

근육량이 치료의 성공을 결정한다

근육은 사용하지 않으면 줄어드는 특징이 있습니다. 무릎 수술 전후를 비교하면 수술받은 쪽과 그렇지 않은 쪽이 육안으로도 구분이 가능할 정도로 근육량에서 확연히 차이납니다. 수술 후에는 한동안 수술 부위를 사용하지 못해 근육이 줄어들 수밖에 없기 때문입니다. 이를 회복하기 위한 재활치료가 반드시 이어져야 합니다. 많은 의사가 재활치료의 중요성을 강조하는 것도 이 때문입니다.

그런데 우리가 흔히 놓치는 것 중 하나는 수술을 받기 전에도 재활치료가 필요하다는 것입니다. 수술 전 재활치료는 수술 후 재활치료만큼 중요합니다. 근육을 조금이라도 키워놓으면 근육 손실이 비교적 더디게 진행되며 재활을 시작했을 때에도 회복되는 속도가 더 빠릅니다. 보통 재활운동 후 3개월이 지나야 원상태로 회복되지만 수술 전 재활운동으로 근육을 키워놓은 경우엔 재활 기간이 훨씬 줄어듭니다. 특히 줄기세포치료와 같은 재생치료에서 근육의 영향은 매우 큽니다. 근육이 많을수록 줄기세포가 빨리 안착되고 무릎도 더 빨리 강화되기 때문이지요. 몸이 회복될 때도 근육은 자연치유를 원활히 돕고 컨디션 유지를 돕는 역할을 합니다.

건강한 일반인도 수시로 근육량을 체크하는 것이 좋습니다. 몸 전체 근육량의 변화를 관찰하면서 근육이 줄어든 부위를 강화하는 운동을 하면 근골격계 질환을 예방할 수 있습니다. 특히 무릎이 약하거나 건강에 문제가 있는 경우엔 재활치료 중에도 수시로 근육량을 체크해야 합니다. 잘못된 운동이 손상된 조직을 악화시킬 수 있으므로 손상 부위와 근육이 줄어든 부위를 꼼꼼히 체크하며 재활치료에 임해야 합니다.

운동 중 가장 위험한 것은 '통증을 이겨보겠다'는 태도입니다. 재활은 환자와 의사 그리고 재활 담당 물리치료사가 함께 만드는 협업입니다. 환자 스스로 자신의 몸을 판단할 수 없습니다. 운동처방사나 재활치료사의 도움을 받아 진행해야 합니다. 이왕이면 재활치료에도 높은 관심을 갖고 꾸준히 신경 쓰는 의사와 함께 치료해가기를 권합니다. 특히 수술 이후에도 끊임없이 의사와 소통하며 운동처방을 열심히 따라야 원하는 효과를 얻을 수 있습니다.

강도는 낮추고 시간은 늘려라

누차 강조하지만 우리의 몸은 자기 것을 오래 쓰는 것이 가장 좋은 일입니다. 운동은 노화를 늦춰 나의 몸을 오래 쓸 수 있게 해주는 예방법이자 치료법입니다. 젊었을 때 시작해 강도는 점차 낮추고 시간은 늘려가며 죽을 때까지 계속해야 합니다. 나이가 들어서 근력이 떨어져도 운동량을 유지하면 부담되지 않습니다.

운동은 관절 가동 범위와 운동 가능 범위를 최대한 활용하는 것이 좋습니다. 어깨나 고관절, 무릎, 발목은 움직일 수 있는 각도가 정해져 있어서 운동을 하지 않으면 나이가 들수록 그 범위가 줄어듭니다. 팔을 돌릴 수 없게 되거나, 일어섰을 때 무릎이 쭉 펴지지 않는 것처럼 조금씩 불편한 증상이 나타나지요. 운동 가능 범위도 점차 줄어듭니다. 젊었을 때는 4km를 뛰어도 거뜬했지만 어느 순간 1km도 채 뛸 수 없는 상태가 됩니다. 이렇게 운동 가능 범위가 줄면서 신체의 기능을 상실해가는 것입니다.

나이가 들수록 완주를 향해 뛴다는 마음으로 운동을 해야 합니다. 강도는 낮추되 시간은 늘리면서 운동을 즐기기를 권합니다.

뒷장에서는 무릎관절을 건강하게 유지할 수 있는 간단하지만 효과적인 스트레칭과 운동법을 소개합니다. 평소 생활 습관으로 만들어 꾸준히 시행한다면 더욱 건강한 무릎관절을 더 오래 유지할 수 있을 것입니다.

백년 무릎 위한 운동과 스트레칭

통증이 없을 때 관절 운동

움직임이 자유로울 때는 전체적으로 무릎을 튼튼하게 하는 운동을 해주는 것이 좋습니다. 무릎 주변 근육을 풀어주고 관절의 운동 범위를 넓혀주는 스트레칭과 무릎 주변 근육의 힘을 키워주는 근력 강화 운동, 양쪽 무릎의 균형을 맞추는 운동 등이 있습니다. 스트레칭은 근육의 길이를 늘려주어 근육의 긴장을 풀어주고, 운동으로 인한 사고도 예방해주므로 운동 전후에 반드시 해주는 것이 좋습니다. 근력 강화 운동은 자신이 할 수 있는 범위 내에서, 또 통증이 느껴지지 않는 범위 내에서 진행해야 합니다. 무릎 균형을 맞추는 운동은 특별히 약하다고 생각하는 부분을 보강해준다는 생각으로 해야 합니다. 무엇보다 모든 운동을 주기적으로 꾸준히 하는 것이 가장 중요합니다.

엉덩이 근육 스트레칭

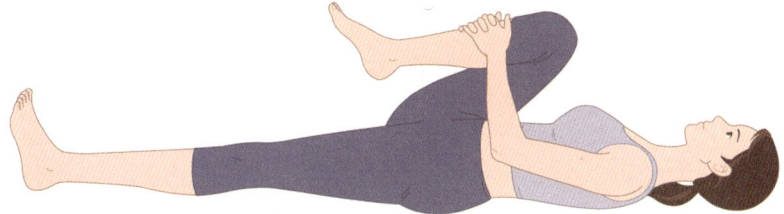

1 바닥에 등을 대고 바르게 눕는다.
2 한쪽 다리를 구부려 무릎을 양손으로 깍지 껴 잡고 가슴 쪽으로 당겨준다.
  이때 반대쪽 다리는 바닥에서 떨어지지 않게 주의한다.
3 자세를 10초 정도 유지한다. 반대쪽 다리도 동일하게 실시한다.
4 양쪽 다리를 운동하는 것을 1세트로 총 3세트 실시한다.

측면 근육 강화 운동

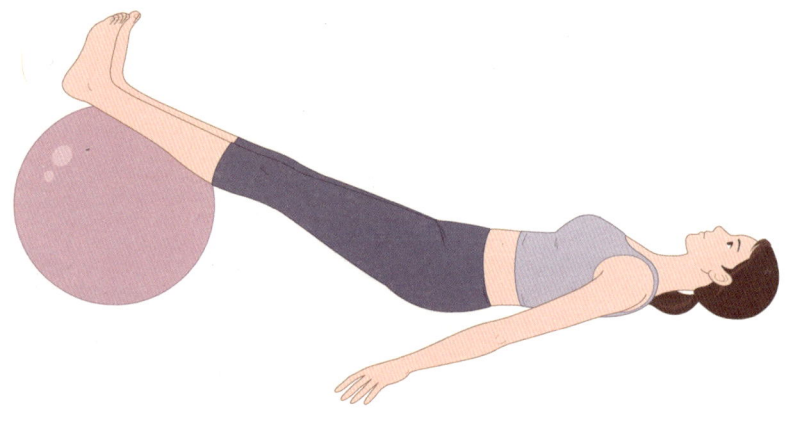

1 바닥에 등을 대고 바르게 누운 뒤 짐볼 위에 두 다리를 반듯하게 올린다.
2 공을 좌우로 천천히 움직인다. 이때 골반이 움직이지 않도록 주의한다.
3 좌우 왕복 10회를 1세트로 총 3세트 실시한다.

하체 균형 증진 운동

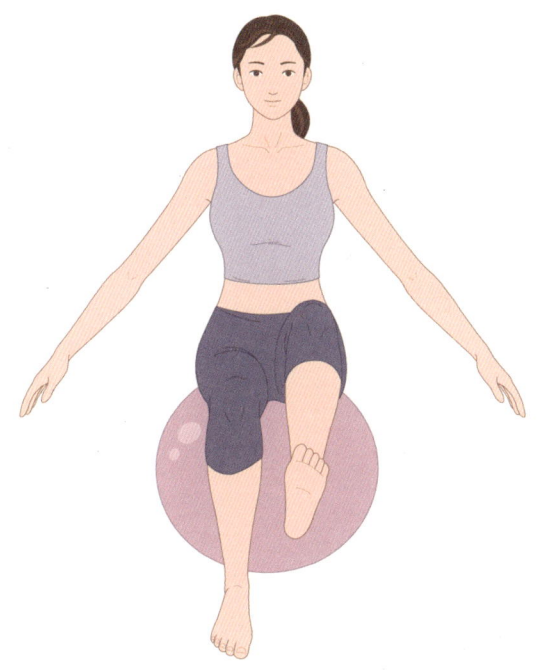

1 짐볼을 바닥에 두고 그 위에 편안히 앉는다.
2 한쪽 다리를 10cm 가량 들어올린다. 이때 지면에 닿아 있는 다리로 균형을 유지한다.
3 자세를 10초 정도 유지한다. 반대쪽 다리도 동일하게 실시한다.
4 양쪽 다리 10회 반복하는 것을 1세트로 총 3세트 실시한다.

허벅지 앞쪽 및 무릎 발목 강화 운동

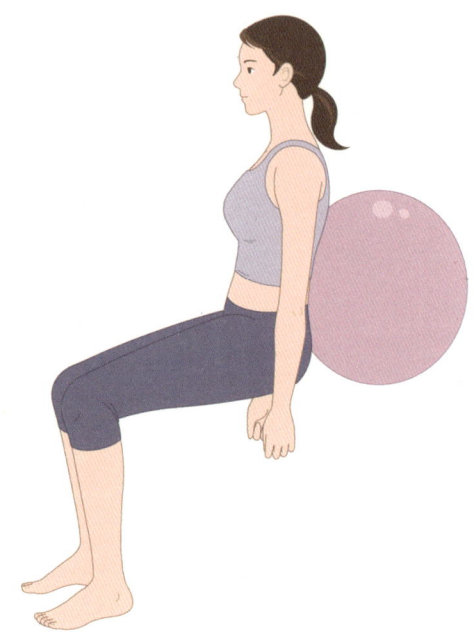

1 벽과 등 사이에 짐볼을 끼운 채 바르게 기대어 선다.
2 짐볼에 기댄 채 앉았다 일어나기를 반복한다. 이때 무릎은 90도 이상 구부리지 않으며 무릎이 발 앞으로 나가지 않도록 주의한다.
3 자세를 10초 정도 유지한다.
4 10회를 1세트로 총 3세트 실시한다.

종아리 뒤쪽 및 엉덩이 근육 강화 운동

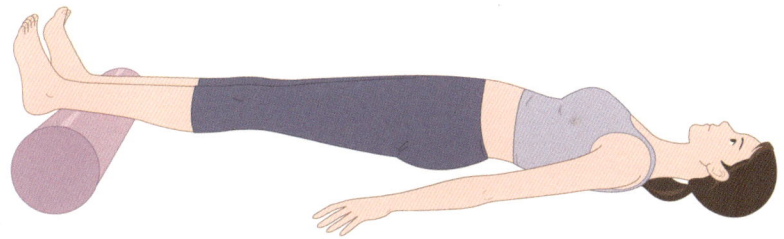

1 바닥에 등을 대고 바르게 누운 뒤 폼롤러를 발목 아래에 둔다.
2 엉덩이를 들어올려 발목부터 어깨까지 일직선이 될 수 있도록 한다.
3 자세를 10초 정도 유지한다.
4 10회를 1세트로 총 3세트 실시한다.

허벅지 앞쪽 근육 운동

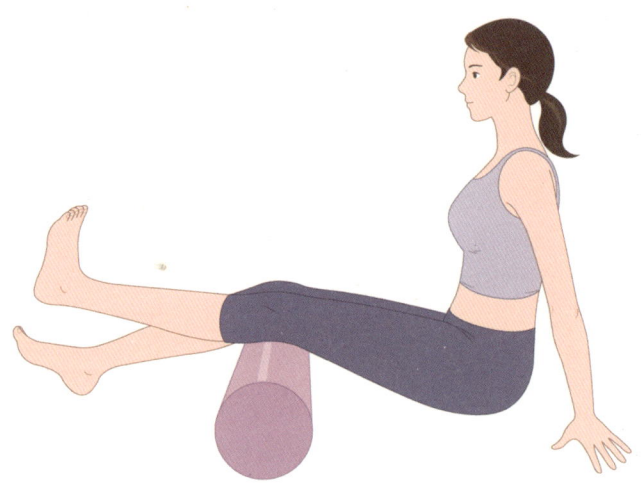

1 바닥에 다리를 펴고 편안히 앉은 뒤 폼롤러를 한쪽 무릎 아래에 둔다.
2 폼롤러 위에 올린 다리를 완전히 펴고 일직선 상태를 유지한 다음 발끝은 몸 안쪽으로 당긴다.
3 자세를 10초 정도 유지한다. 반대쪽 다리도 동일하게 실시한다.
4 양쪽 다리 10회 반복하는 것을 1세트로 총 3세트 실시한다.

무릎 안정성 증진 운동

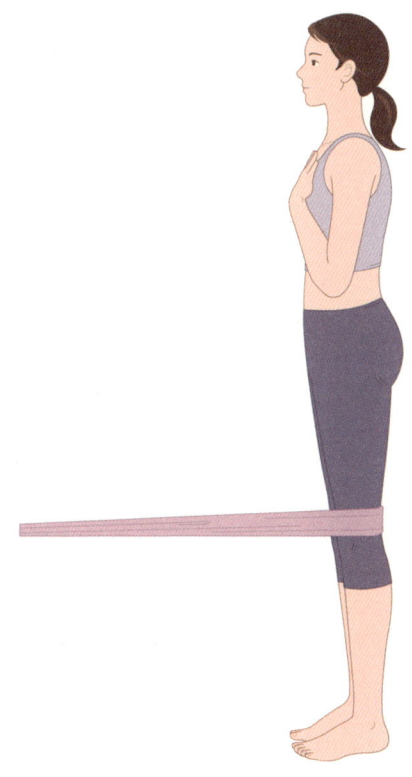

1 편안한 자세로 선 뒤 한쪽 무릎 뒤에 밴드를 걸어둔다. 이때 밴드는 바닥으로 처지지 않고 적당한 탄력을 유지할 수 있도록 한다.
2 뒤로 한 걸음 이동한다. 이때 다리는 완전히 편 상태를 유지한다.
3 자세를 10초 정도 유지한다. 반대쪽 다리도 동일하게 실시한다.
4 양쪽 다리 10회 반복하는 것을 1세트로 총 3세트 실시한다.

발목 강화 운동

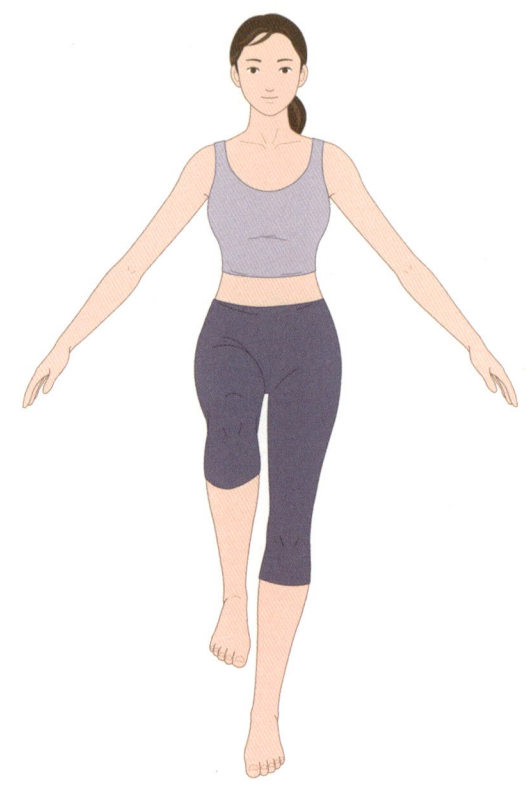

1 정면을 바라보며 바르게 선다.
2 한쪽 발을 10cm 가량 들어올리고 균형을 유지한다.
3 자세를 10초 정도 유지한다. 반대쪽 다리도 동일하게 실시한다.
4 양쪽 다리 10회 반복하는 것을 1세트로 총 3세트 실시한다.

백년 무릎 위한 운동과 스트레칭

무릎 관절염 환자를 위한 관절 운동

모든 운동의 기본 원칙은 통증이 없는 범위에서 하는 것입니다. 무릎 질환으로 통증이 있는 경우 통증을 줄이고 예방하는 차원에서 운동을 진행해야 하지요. 스트레칭은 근육의 길이를 늘리고 관절의 운동 범위를 넓혀줘 혈액순환을 원활히 돕습니다. 통증 치유 물질이 배출되는 것을 도와 통증 완화에 도움이 됩니다. 통증을 느끼는 다리를 중심으로 운동을 시행할 경우 처음에는 통증 때문에 가동 범위가 넓지 않을 수 있습니다. 하지만 꾸준히 반복하면 통증이 줄어들면서 운동 범위 역시 넓어집니다. 급성 질환으로 통증이 갑자기 심해지거나 관절 가동 범위의 제한이 있는 경우에는 반드시 의사의 처방이나 물리치료사의 지도에 따라야 합니다.

종아리 뒤쪽 근육 스트레칭

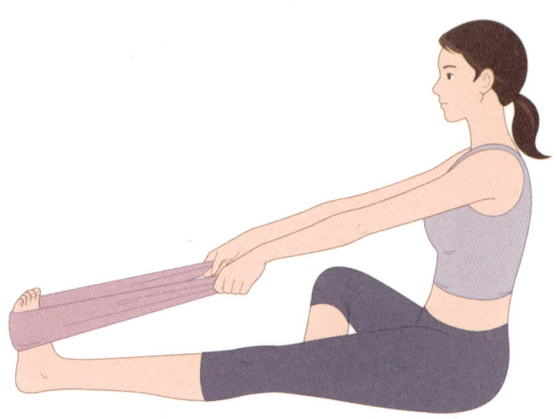

1 바닥에 다리를 펴고 편안히 앉는다.
2 운동하고자 하는 다리는 반듯하게 펴고 반대쪽 다리는 편안히 둔다.
3 수건을 길게 접어 다리를 편 쪽 발 가운데 부분을 감싼 뒤 수건 양 끝을 잡고 몸 쪽으로 잡아당긴다.
4 자세를 10~20초 정도 유지한다. 5~10회 반복해 실시한다.

* 통증이 느껴지지 않는 범위 내에서 실시한다.

허벅지 앞쪽 근육 운동

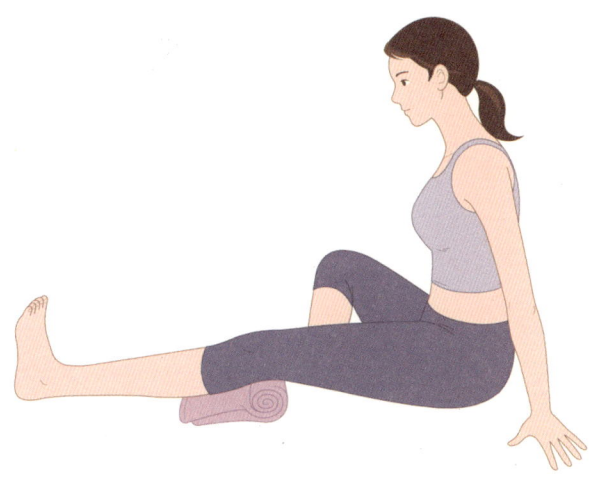

1 바닥에 다리를 펴고 편안히 앉는다.
2 운동하고자 하는 다리는 반듯하게 펴고 반대쪽 다리는 편안히 둔다.
3 수건을 납작하게 말아 쭉 편 다리 무릎 아래에 둔다. 발끝을 몸 안쪽으로 당기며 무릎으로 수건을 지그시 누른다. 이때 발뒤꿈치가 바닥에서 떨어지지 않도록 주의한다.
4 자세를 5~10초 정도 유지한 뒤 5~10초 동안 힘을 빼기를 반복한다.
5 전체 동작을 10회 반복해 실시한다.

허벅지 뒤쪽 근육 스트레칭

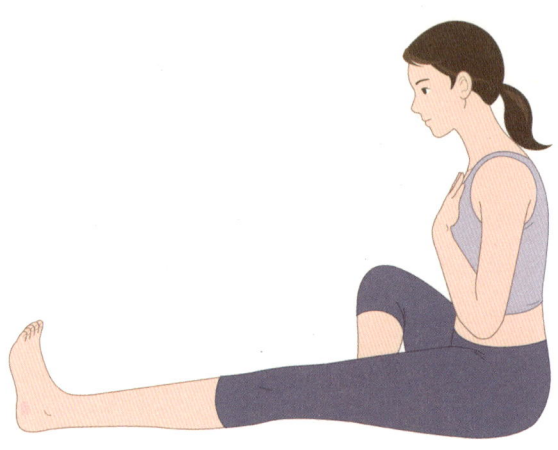

1 바닥에 다리를 펴고 편안히 앉는다.
2 운동하고자 하는 다리는 펴고 반대쪽 다리는 편안히 둔다. 쭉 편 다리의 발끝을 몸 안 쪽으로 당긴다.
3 허리를 반듯하게 편 상태에서 상체를 앞쪽으로 기울인다. 이때 허리가 구부러지지 않도록 주의한다.
4 자세를 5~10초 정도 유지한다.
5 전체 동작을 10회 반복해 실시한다.

* 통증이 느껴지지 않는 범위 내에서 실시한다.

무릎 관절 가동 범위 운동

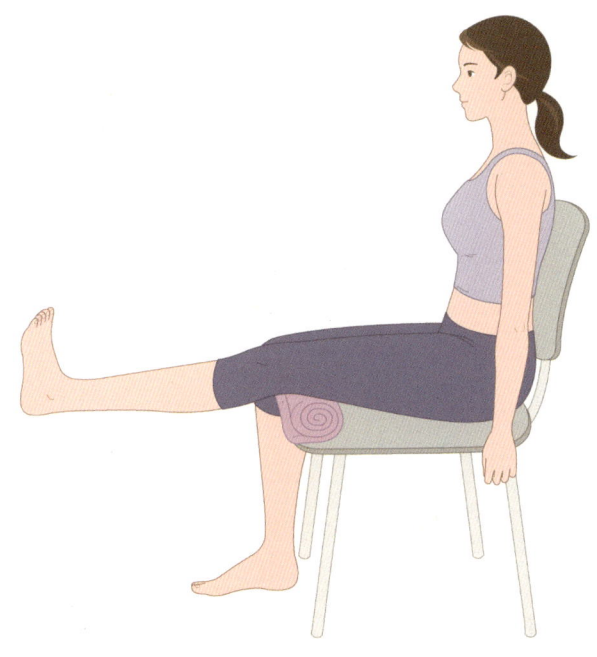

1 의자에 편안히 앉는다.
2 수건을 높게 말아 운동하고자 하는 다리 허벅지 아래에 둔다.
3 발끝을 몸 안쪽으로 당긴 상태를 유지하며 다리를 천천히 들어올린다.
4 자세를 5~10초 정도 유지한다.
5 전체 동작을 10회 반복해 실시한다.

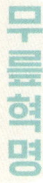

펴낸날 초판 1쇄 2018년 2월 5일

지은이 양혁재

펴낸이 임호준
본부장 김소중
책임 편집 이한결 ｜ **편집 4팀** 최재진 김현아
디자인 왕윤경 김효숙 정윤경 ｜ **마케팅** 정영주 길보민 김혜민
경영지원 나은혜 박석호 ｜ **IT 운영팀** 표형원 이용직 김준홍 권지선

일러스트 오수진
인쇄 (주)웰컴피앤피

펴낸곳 (주)헬스조선 ｜ **발행처** (주)헬스조선 ｜ **출판등록** 제2-4324호 2006년 1월 12일
주소 서울특별시 중구 세종대로 21길 30 ｜ **전화** (02) 724-7648 ｜ **팩스** (02) 722-9339

ⓒ 양혁재, 2018

이 책은 저작권법에 따라 보호를 받는 저작물이므로 무단 전재와 무단 복제를 금지하며,
이 책 내용의 전부 또는 일부를 이용하려면 반드시 저작권자와 (주)헬스조선의 서면 동의를 받아야 합니다.
책값은 뒤표지에 있습니다. 잘못된 책은 바꾸어 드립니다.

ISBN 979-11-5846-214-7 13510

• 이 도서의 국립중앙도서관 출판예정도서목록(CIP)은 서지정보유통지원시스템 홈페이지(http://seoji.nl.go.kr)와
  국가자료공동목록시스템(http://www.nl.go.kr/kolisnet)에서 이용하실 수 있습니다. (CIP제어번호: CIP2018002678)